U0388411

（第2版）

武广增 /主编

洪 宝 周 权 /副主编

实用蛤蟆弓
应用技术图谱

Frog-shaped Wire
Practical Technique

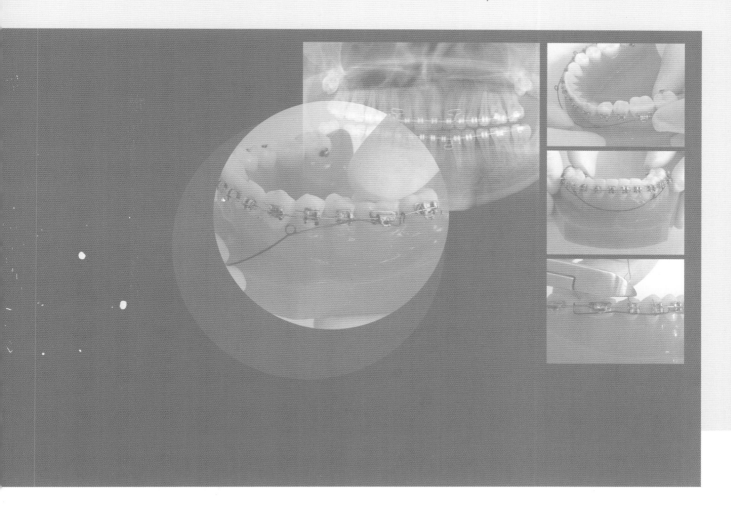

北方联合出版传媒（集团）股份有限公司

辽宁科学技术出版社

沈 阳

图文编辑

王　辉	王玉林	杨　春	杨志强	于英楠	张秀月	林铭新	蔡贤华	夏平光	黄卫兵
丁　然	胡　昊	吴　刚	熊承杰	黄　明	施立奇	王华松	魏世隽	陈　磊	汪国栋
兰生辉	康　辉	姚年伟	齐凤宇	肖　艳	彭　闯	伏建斌	郑哲甲	邓海涛	杜玉洁
高亮亮	胡军宝	纪守琪	刘兴环	柳　峻	邱　朔	屈建民	刘　维	曹　强	宋　华
许　飞	倪大鹏	涂有水	孙显锋	金晓虎	马　佳	刘　颖	李　宁	佟　放	张　寻
孙明亮	王鼎钊	王　刚							

图书在版编目（CIP）数据

实用蛤蟆弓应用技术图谱 / 武广增主编. —2版. —沈阳：
辽宁科学技术出版社，2018.5
ISBN 978-7-5591-0634-6

Ⅰ．①实… Ⅱ.①武… Ⅲ.①口腔正畸学—图集　Ⅳ.
①R783.5-64

中国版本图书馆CIP数据核字（2018）第040818号

出版发行：辽宁科学技术出版社
　　　　　（地址：沈阳市和平区十一纬路25号　邮编：110003）
印 刷 者：辽宁新华印务有限公司
经 销 者：各地新华书店
幅面尺寸：210mm×285mm
印　　张：15.25
插　　页：4
字　　数：200千字
出版时间：2018年5月第1版
印刷时间：2018年5月第1次印刷
责任编辑：陈　刚 苏　阳 殷　欣
封面设计：杜　江
版式设计：袁　舒
责任校对：李　霞

书　　号：ISBN 978-7-5591-0634-6
定　　价：198.00元

投稿热线：024-23280336
邮购热线：024-23280336
E-mail:cyclonechen@126.com
http://www.lnkj.com.cn

Editorial committee 编委会名单

Preface 前言

近些年来，笔者在武汉伽美医疗美容医院、上海万众医院及上海可恩口腔武广增正畸工作室带教临床进修医生，在口腔医学网组织的学术讲座、正畸培训班以及口腔网校的教学活动中和在上海迈植牙学院主办的正畸系统培训班以及2015年1月15日应邀赴中国香港口腔医学学术交流活动中，给当地口腔科医生、正畸医生、培训班学员及基层正畸医生讲解笔者研发的正畸专利装置：奇妙的正畸辅弓——蛤蟆弓，引起与会学员、正畸医生的普遍关注和学习、应用的热潮。

更为可喜的是，许多基层医生反馈，他们通过学习、应用蛤蟆弓技术解决了正畸临床上许多困惑的问题。蛤蟆弓在打开咬合、矫治深覆𬌗的过程中发挥了奇特的作用，是矫治深覆𬌗的利器……还有的学员应用蛤蟆弓技术矫治反𬌗、矫治开𬌗获得成功。

在2015年1月出版的专著《实用口腔正畸临床技术图谱》一书中介绍了正畸专利辅弓——蛤蟆弓，引起广大读者的喜爱。

许多进修医生及基层医生反映《实用口腔正畸临床技术图谱》这本书有关蛤蟆弓矫治技术及案例的篇幅内容介绍太少，希望获得一本较为详细专门介绍蛤蟆弓矫治技术的图书。有鉴于此，笔者收集整理了有关正畸专利辅弓蛤蟆弓矫治技术的临床应用资料，整理在册。

为了便于广大读者学习笔者弯制蛤蟆弓的手法和掌握操作要点，《实用蛤蟆弓应用技术图谱》（第2版）还附上了笔者弯制蛤蟆弓步骤的视频，借助手机，点击微信扫描书中二维码视频图标，即可打开动态图像观看笔者弯制蛤蟆弓详细步骤及正确手法，便于学习掌握蛤蟆弓弯制要领。

本书还收集了笔者的几个学生在正畸临床上应用蛤蟆弓矫治病例。《蛤蟆弓应用技术》于2016年1月出版发行后受到读者普遍欢迎，目前已经售罄。

近两年来，蛤蟆弓临床应用技术也有了新的发展与突破，正畸特色技术培训班的蛤蟆弓应用技术讲座，受到口腔医生、正畸医生、正畸研究生的关注与青睐。笔者先后应邀在全国10多个省、市（包括香港地区）举办的正畸特色专利技术培训班上介绍了最新的蛤蟆弓应用技术，以及近期在上海使用蛤蟆弓技术矫治不同类型、不同特征的错𬌗畸形病例，比如使用蛤蟆弓技术矫治严重深覆𬌗、矫治严重开𬌗，以及蛤蟆弓与e-zbond数字托槽定位技术结合矫治骨性反𬌗成功案例和短腿蛤蟆弓变长腿的策略等。奇特的矫治技术和漂亮的矫治病例给大家带来耳目一新的视野。许多医生纷纷要求笔者将蛤蟆弓技术新的进展与矫治案例收集编入到新版的蛤蟆弓图书中去，以便于学习该项技术并指导临床工作。在辽宁科学技术出版社陈刚社长助理的鼓励下，笔者着手编写了《实用蛤蟆弓应用技术图谱》（第2版）。

上海万众医院武广增正畸工作室的进修医生曾晓瑜、张婷婷、钟浩、林婷婷等参加了《实用蛤蟆弓应用技术图谱》的文字润色和校对工作，为此书的如期交稿付出了辛勤的劳动，在此表示感谢！

由于编者水平有限，《实用蛤蟆弓应用技术图谱》（第2版）可能存在不妥之处，恳请广大读者批评指正。

笔者热切地希望广大正畸同仁一起来探讨、交流、切磋临床矫治技术；携手奋进，共同繁荣，振兴我国的口腔正畸事业。

武广增

2018年1月22日于上海

Contents 目录

Chapter 1 第一章

欣赏：这些漂亮的正畸小装置

　　在正畸临床上，如图1-1～图1-10，这些小附件犹如八仙过海，各显神通，遇到棘手、烦心的问题，见招拆招，这些不起眼的小装置往往能够解决大问题。

　　这些小附件是我在临床上研发和经常使用的，其中研发的许多附件已获得国家专利。

　　有些正畸附件比如正轴簧、旋转簧，改良蛤蟆弓与我新近研发的专利产品武氏直丝弓托槽配套应用，能精确控制牙齿的三维移动，获得良好的矫治效果。

　　在武汉、上海，上述这些小附件是我所带教的数批正畸进修医生必须动手弯制完成的功课。

　　在数期正畸特色专利技术培训班上，这些正畸附件基本上也是与会学员操作训练课程需要完成的作业。

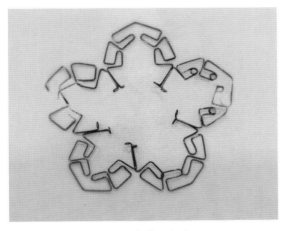

图1-1　梅花弓（1）

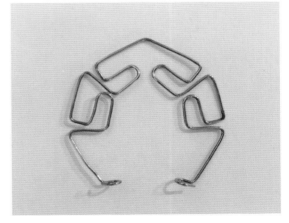

图1-2　梅花弓（2）

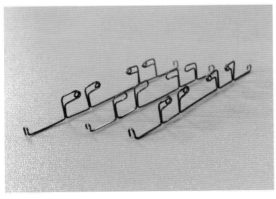

图1-3　"争先恐后"

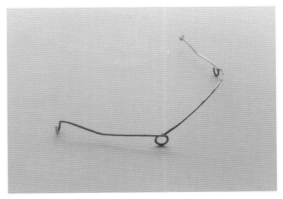

图1-4　蛤蟆弓

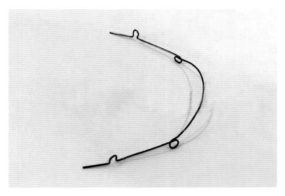

图1-5　武氏托槽蛤蟆弓（1）

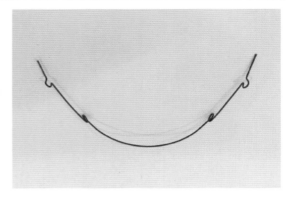

图1-6　武氏托槽蛤蟆弓（2）

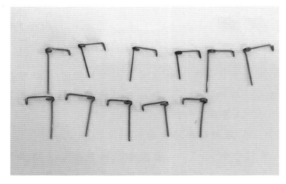

图1-7　旋转簧

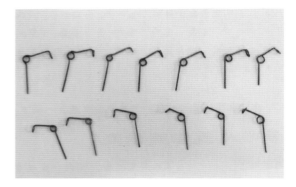

图1-8　正轴簧

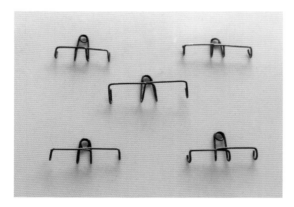

图1-9　一群"小蜜蜂"

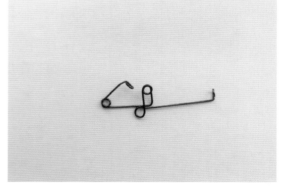

图1-10　带钩"蝎子摆尾"

　　有的医生看到我们摆弄的这些正畸小附件，情不自禁地说："武老师，这些附件好漂亮呀，看起来就像是艺术品！"

　　这些漂亮的小附件中就有我们下面介绍的正畸辅弓——蛤蟆弓及其在矫治技术中的应用。

（本文发布于笔者的博客）

蛤蟆弓的故事

　　2014年5月的某一天，我在武汉伽美医疗美容医院口腔科给一位女性成人深覆𬌗正畸患者做正畸治疗，该患者需要打开咬合进行矫治，我拿了一根澳丝用正畸钳子给她弯制一个前牙压低弹力辅弓装置，刚弯制完毕，正准备叫身边的进修医生给患者扎上时，有一位在旁边观看我弯制正畸弓丝的候诊患者家长，来自江苏昆山的老卞对我说："武医生，你弯的这个弓丝形状怎么我看起来像个蛤蟆呀。"说着他就指着这个辅弓的各个部件给我讲："武医生，你看这个弓丝装置前面翘起来的弧形弯曲多么像是蛤蟆张开的大嘴巴，这嘴巴两边圆圈圈的环就像蛤蟆的两个大眼睛，圈环后面伸出去的两根有点弯折的弓丝，多么像是蛤蟆的大腿和小腿，还有你在两根弓丝末端弯制的挂钩又多么像蛤蟆的脚（图2-1）。"

　　正在我身边学习正畸的进修医生，来自江西上饶的官小敏医生马上回应说："武老师，这真的非常像个蛤蟆。"接着官医生就把我弯制的前牙压低弹力辅弓放在诊室旁边盆景植物的叶子上，说："武老师，你看这就像一个蛤蟆趴在那里（图2-2）。"

　　于是，我和进修医生就在临床上把这个前牙压低弹力辅弓叫作蛤蟆弓，图2-3是蛤蟆弓装配在患者牙齿上的图片。

　　在我的博客上以及微信中，我陆续发表了有关正畸辅弓——蛤蟆弓的弯制技术及矫治深覆𬌗、矫治开𬌗等方面的文章，在数期正畸特色专利技术培训班（图2-4）以及2015年1月15日在中国香港举办的《实用口腔正畸临床技术图谱》新书发布会及学术交流会上，我都从不同角度介绍了蛤蟆弓的结构、弯制技术及临床应用特点，从此蛤蟆弓就在口腔正畸界流传开了。

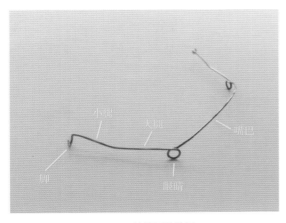

图2-1　蛤蟆弓结构图

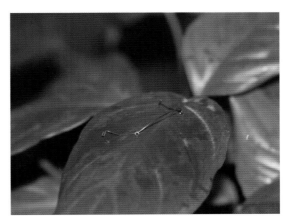

图2-2　蛤蟆弓样图

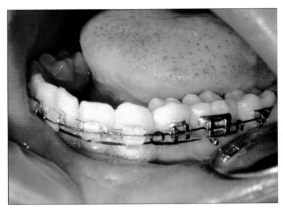

图2-3　蛤蟆弓佩戴在口腔里的样图

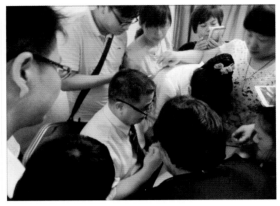

图2-4　给学员示教蛤蟆弓弯制步骤

Chapter 3 第三章

奇妙的压低辅弓——蛤蟆弓

一、初上蛤蟆弓（2013-01-01）

这是一个女性成人深覆𬌗患者，就诊年龄25岁，使用带盖活动翼托槽进行正畸治疗，从图3-1~图3-4中我们可以观察到，该患者上颌两个中切牙的切缘已经咬在下颌切牙的金属托槽上。

为了矫治深覆𬌗，正畸医生在上颌使用了0.018in×0.025in不锈钢方丝，分别在两侧尖牙与侧切牙之间弯制了T形曲（注：上颌切牙段方丝加了冠唇向转矩），下颌牙列安放了前牙压低弹力辅弓（蛤蟆弓），配合Ⅱ类颌间弹力牵引进行矫治。

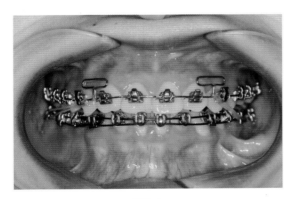

图3-1

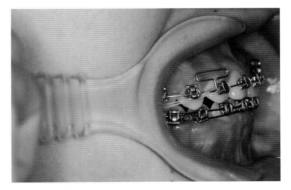

图3-2

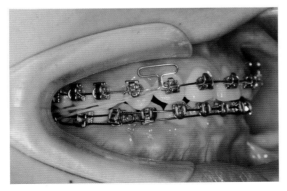

图3-3

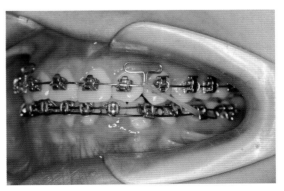

图3-4

二、4周复诊拍摄照片（2013-01-29）

4周后复诊，从图3-5～图3-8中我们可以清晰地观察到，该患者咬合已经打开，下颌切牙原先遮盖住的部分金属托槽完全显露，上下切牙呈现出浅覆殆关系，两侧尖牙关系也从原先轻度的远中变成中性紧密咬合关系。

我身边的进修医生看到该患者使用蛤蟆弓仅1个月，咬合就打开了，不由自主地感叹："这么好的矫治效果，好奇妙的蛤蟆弓呀！"

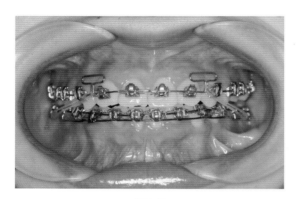

图3-5

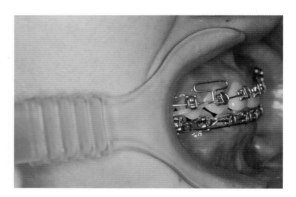

图3-6

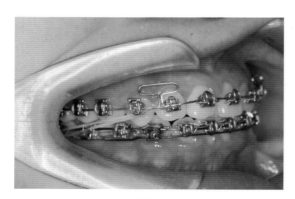

图3-7

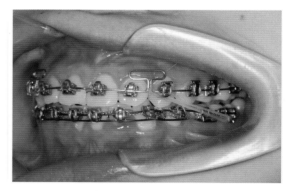

图3-8

蛤蟆弓专利证书

我在正畸临床上研发的打开咬合的辅弓装置——蛤蟆弓，于2012年10月12日申请了国家专利，正式名称叫前牙压低弹力辅弓，详细请看图4-1、图4-2及说明书。

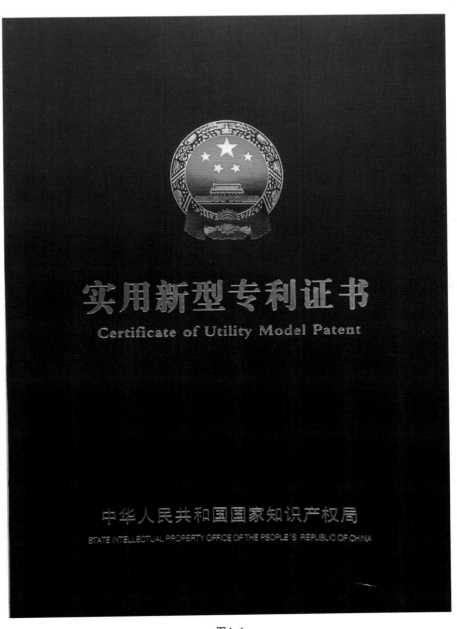

图4-1

证书号第2801856号

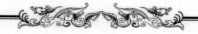

实用新型专利证书

实用新型名称：前牙压低弹力辅弓

发 明 人：武广增；周权

专 利 号：ZL 2012 2 0525038.7

专利申请日：2012 年 10 月 12 日

专利权人：武广增

授权公告日：2013 年 03 月 27 日

　　本实用新型经过本局依照中华人民共和国专利法进行初步审查，决定授予专利权，颁发本证书并在专利登记簿上予以登记。专利权自授权公告之日起生效。

　　本专利的专利权期限为十年，自申请日起算。专利权人应当依照专利法及其实施细则规定缴纳年费。本专利的年费应当在每年 10 月 12 日前缴纳。未按照规定缴纳年费的，专利权自应当缴纳年费期满之日起终止。

　　专利证书记载专利权登记时的法律状况。专利权的转移、质押、无效、终止、恢复和专利权人的姓名或名称、国籍、地址变更等事项记载在专利登记簿上。

局长 田力普

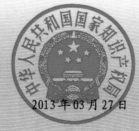

2013 年 03 月 27 日

第 1 页 (共 1 页)

图4-2

前牙压低弹力辅弓

技术领域

[0001]　　　本实用新型涉及一种牙齿矫正辅助装置，具体是一种实施上、下前牙龈向移动的前牙压低弹力辅弓。

背景技术

[0002]　　　随着人们对牙齿美观的越来越重视，人们对牙齿固定矫治技术的研究也逐渐深入，对于不同的错𬌗畸形会采用不同的矫治方法。深覆𬌗是牙颌畸形中的一种，具体是上下颌牙弓的垂直关系的异常。指上前牙切缘盖过下前牙牙冠长度1/3者或下前牙咬合于上前牙舌侧1/3以上，主要表现为面下1/3过短，下颌运动受限，极其影响美观及咀嚼功能。

[0003]　　　深覆𬌗是因为前牙牙横骨或颌骨过高，而后牙牙横骨或颌骨的高度不足而形成，对于深覆𬌗的矫治主要是采取固定矫正器配合𬌗垫升高，用方丝弓、细丝弓矫治器，打开前牙咬合。目前正畸学界常用的打开咬合的弓丝为摇椅弓和多用途唇弓，作为正畸主弓丝，压低前牙。由于主弓丝均须纳入托槽槽沟，其压低前牙打开咬合力量均匀分散于牙齿托槽槽沟内，作用于前牙的力量有限，效果受到限制。

发明内容

[0004]　　　本实用新型的目的是提供一种可以用来辅助主弓丝解决咬合打开的问题，能够很好地起到压低前牙、升高后牙的作用，且置放位置比较隐蔽的前牙压低弹力辅弓。

[0005]　　　本发明是一种前牙压低弹力辅弓包括弧形弓丝体和设置在弓丝体两末端的左、右挂钩，其特征是：所述弓丝体在对应两尖牙远中或近中的位置处分别设有向上的左、右折弯，使弓丝体对应尖牙之间的部分向上折起，形成前部上弓状弧形体。

[0006]　　　在弓丝体的左、右折弯与左、右挂钩之前分别设有弹簧圈，两弹簧圈分别位于对应两尖牙与两侧第一前磨牙或第二前磨牙之间。

[0007]　　　在弓丝体的左、右折弯与左、右挂钩之前分别设有第二折弯。

[0008]　　　所述弹力辅弓为上颌辅弓或下颌辅弓，为上颌辅弓时，在前部上弓状弧形体对应上颌中切牙之间的位置处设有中间挂钩。

[0009]　　　所述弓丝体的左、右挂钩分别设置在弓丝体两端外侧。

[0010]　　　所述上弓状弧形体向上折起的角度α为30°～40°。

[0011]　　　在弓丝体的两弹簧圈与左、右挂钩之前分别设有第二折弯。

[0012]　　　本实用新型的有益效果：

[0013]　　　1. 本实用新型所述的辅弓丝对应两尖牙的位置向上折，使其中间部分向上弓起，形成弓形，具有一定的弹力，能辅助主弓丝更好地压低前牙，在压低前牙的同时，其反作用力可升高后牙；有利于打开咬合，矫治深覆𬌗。

[0014]　　　2. 本实用新型所述辅弓丝的两侧末端均有固位挂钩，从内朝外挂，方便与主弓丝结扎，还可以抵住磨牙颊面管，实施唇展扩弓作用；其中用于上牙矫治的压低辅弓丝对应两上颌中切牙之间的位置处还设有中间挂钩，可以直接与上颌主弓丝辅弓挂接，以减少辅弓丝

与主弓丝的结扎点，拆取更加方便。

[0015]　　　3. 在弓丝对应尖牙与第一前磨牙交界处设置有弹簧圈，可以增加弓丝的弹性，使其反弹力增加，能够更好地压低前牙的功能。

[0016]　　　本实用新型可以与任何类型的唇侧固定矫治器配套使用（如方丝弓、直丝弓、自锁托槽矫治器等），具有适用范围广、效力强、操作方便等功能，可与主弓丝配合压低前牙、升高后牙、打开咬合矫治深覆𬌗，其作用优于传统的摇椅弓/多用途唇弓；由于其置入主弓丝牙列托槽龈侧，接近牙齿的阻抗中心，故发挥矫治力作用较大，且置放位置比较隐蔽。

附图说明

[0017]　　　图1是带有弹簧圈的上颌辅弓结构示意图。

[0018]　　　图2是不带弹簧圈的上颌辅弓结构示意图。

[0019]　　　图3是有两个折弯上颌辅弓结构示意图。

[0020]　　　图4是带弹簧圈的下颌辅弓结构示意图。

[0021]　　　图5是设有两个折弯的下颌辅弓结构示意图。

[0022]　　　图6是不带弹簧圈的下颌辅弓结构示意图。

[0023]　　　图中：1-弓丝体，2、9-左、右挂钩，3、8-左、右折弯，4-前部上弓状弧形体，5-弹簧圈，6-第二折弯，7-中间挂钩。

具体实施方式

[0024]　　　下面结合附图对本实用新型做进一步说明。图2、图6中，所述一种前牙压低弹力辅弓包括弧形弓丝体1和设置在弓丝体1两末端的左、右挂钩2、9，其特征是：所述弓丝体1在对应两尖牙远中或近中的位置处分别设有向上的左、右折弯3、8，使弓丝体1对应尖牙之间的部分向上折起，形成前部上弓状弧形体4。远中或近中的"中"指的是中线，是将颅面部平分为左右两等分的一条假想垂直线，中线通过左右两眼之间、鼻尖和左右两中切牙的接触区。牙齿靠近中线方向的就是近中，反之就是远中。

[0025]　　　图1、图3、图4、图5中，在弓丝体1的左、右折弯3、8与左、右挂钩2、9之间分别设有弹簧圈5，两弹簧圈5分别位于对应两尖牙与两侧第一前磨牙或第二前磨牙之间。不拔牙病例，两弹簧圈分别位于对应两尖牙与两侧第一前磨牙之间；排除第一前磨牙矫治病例，关闭拔牙间隙后，弹簧圈则在尖牙与第二前磨牙之间。两弹簧圈增加了弓丝的弹力，使其效果更加持久，矫治力更柔和。

[0026]　　　在弓丝1的左、右折弯3、8与左、右挂钩2、9之间分别设第二折弯6，也可以增加弓丝的弹力。

[0027]　　　所述弹力辅弓为上颌辅弓或下颌辅弓，为上颌辅弓时，在其前部上弓状弧形体4对应上颌中切牙之间的位置处设有中间挂钩7。可以直接与上颌主弓丝挂接，可以减少辅弓丝与主弓丝的结扎点，拆取更加方便。

[0028]　　　所述弓丝体1的左、右挂钩2、9分别设置在弓丝体1两端外侧。从内朝外挂，方便与主弓丝结扎，还可以抵住磨牙颊面管，实施唇展扩弓作用。

[0029]　　　所述前部上弓状弧形体4向上折起的角度α为30°～40°。

[0030]　　　在弓丝体1的两弹簧圈5与左、右挂钩2、9之间分别设有第二折弯6。本实用新型

采用0.018in澳丝弯制而成，使用时，与主弓丝配合使用。用于矫治上颌牙时，先将牙齿排齐，拔牙间隙关闭后，主弓丝使用稳定弓丝阶段。将本实用新型所述的上颌辅弓通过左、右挂钩2、9正向挂在上颌牙的主弓丝上，此时前部上弓状弧形体4朝上，正对上颌牙龈的方向，左、右挂钩2、9对应挂在上颌两侧第二前磨牙与第一前磨牙之间的位置处（如果第二磨牙纳入矫治体系，则挂钩挂在第一磨牙与第二磨牙之间，此时应加第二折弯，角度在15°～20°），然后将中间挂钩7挂在对应上颌两中切牙之间的主弓丝上，然后将上颌辅弓的上弓状弧形体4通过结扎丝与对应上颌前牙位置的主弓丝结扎固定；用于矫治下颌牙时，先将牙齿排齐，拔牙间隙关闭后，主弓丝使用稳定弓丝阶段，将本实用新型所述的下颌辅弓通过左、右挂钩2、9分别反向挂在下颌牙的主弓丝上，此时前部上弓状弧形体4朝下，正对下颌牙龈的方向，左、右挂钩2、9对应挂在下颌两侧的第二前磨牙与第一磨牙之间的位置处，如果下颌第二磨牙纳入矫治体系，挂钩位置则在第一磨牙与第二磨牙之间。然后将下颌辅弓的前部上弓状弧形体4通过结扎丝与对尖下颌前牙位置的主弓丝结扎固定；结扎丝扎到托槽的翼沟内，上颌只需要结扎到尖牙上，下颌的4个切牙均须结扎。结扎后通过前部上弓状弧形体4的回弹力将前牙压低，反弹力升高前磨牙，起到打开咬合矫正深覆殆的作用。

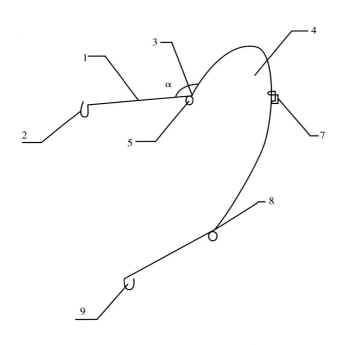

图1

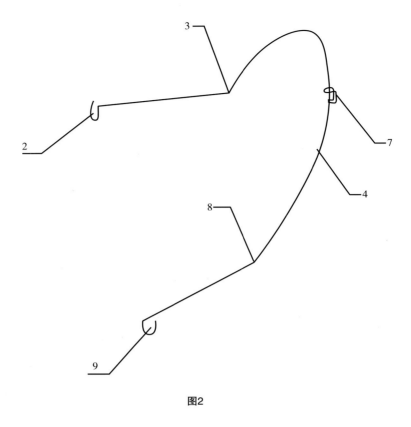

图2

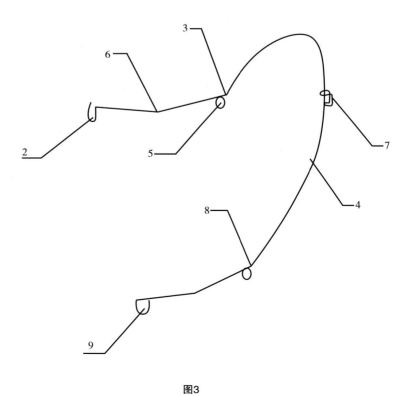

图3

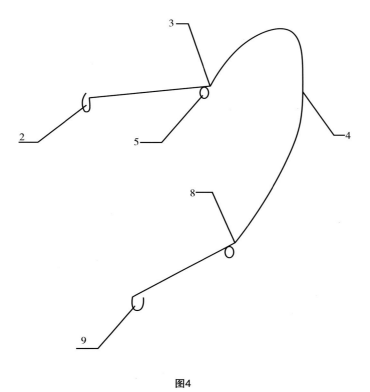

图4

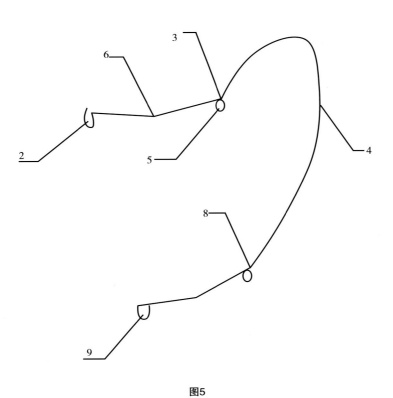

图5

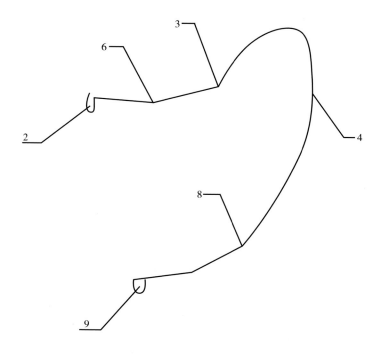

图6

Chapter 5 第五章

蛤蟆弓力学分析

前牙压低弹力辅弓（蛤蟆弓）的力学分析：

当辅弓结扎在前牙部分时，由于辅弓本身有向下的拉力，因此能够带动前牙向下移动；同时，辅弓的后半部分有向上抬高的拉力，从而能够带动后面第一、第二前磨牙，第一磨牙的平面向上升高，这种前降后升的（作用）巧妙设计能够使牙齿在咬合时拉开前牙的距离，从而打开咬合，解决深覆殆的问题。

辅弓末端带钩，长度抵达第二前磨牙、第一磨牙（或第一、第二磨牙间），在辅弓B、C处，弯制小圈，位置在尖牙、第一前磨牙间。辅弓末端直接挂在主弓丝上，将辅弓中端与前牙4个切牙结扎在一起。由于辅弓有向下回复的弹力，因此，能带动前牙向下移动，进而打开咬合；当辅弓B、C段在弹力的作用向下移动时，弓的BA及CD段相应地向上抬起，前磨牙、磨牙受到AB、CD的抬升力向上移动，即前磨牙、磨牙受到弓的向上作用力。也就是说，当切牙受到辅弓BC段向下弹力的作用向下移动时（F_1，F_1'），前磨牙、磨牙也同时受到弓AB、CD段的作用向上移动，前牙压低辅弓主要的弹力来自于BC，前磨牙、磨牙向上的力来自AB、CD段相对于BC向下移动带来的反作用力（F_2，F_2'）（图5-1）。

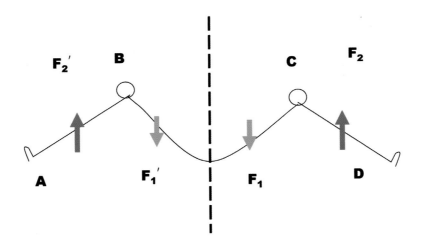

图5-1 前牙压低弹力辅弓力学分析简图

Chapter 6 第六章

早期研发的前牙压低弹力辅弓（蛤蟆弓前身）

　　该病例下颌牙列使用的是组合弓丝矫治技术，下牙弓入槽的正畸主弓丝是0.014in镍钛圆丝摇椅弓，磨牙颊面管弓丝末端要有安全回弯。辅弓是一种改良多用途唇弓（蛤蟆弓前身），第一、第二前磨牙间弓丝处有一个𬌗向折弯，旨在做后倾弯的作用，用以压低前牙区的牙齿，顺势控制打开咬合，直立磨牙。在压低前牙的同时，在主弓丝的配合下它又起着另外一个作用，把牙弓中段（前磨牙段）伸高，这样设计的双弓丝的合力一起压低下前牙，辅弓伸高后牙，可快速打开咬合（图6-1～图6-4）。

　　这种组合设计用于比较困难的深覆𬌗矫治或拆除固定式平导（包括斜导）矫治深覆𬌗后的颌间距离的维持，效果比较理想。

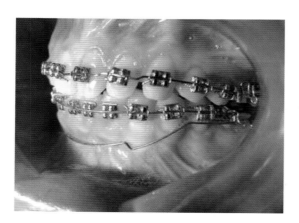

图6-1

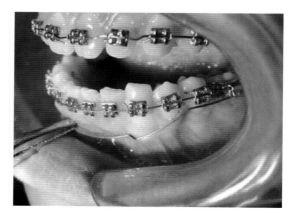

图6-2

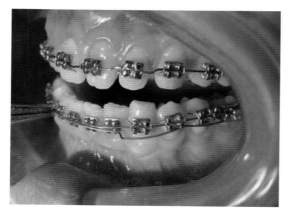

图6-3

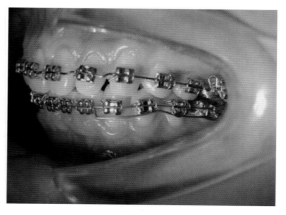

图6-4

此法在打开咬合、维持效果上相对于单纯使用摇椅弓有很多优点，能取长补短，相得益彰。蛤蟆弓打开咬合，矫治深覆殆的作用特点如下：

（1）下磨牙颊面管带有副弓管，下颌是镍钛丝结合前牙压低弹力辅弓（蛤蟆弓前身）的使用，可以压低下前牙，竖直磨牙，抬高前磨牙整平Spee氏曲线，从而打开咬合矫治深覆殆且辅弓类似于变异多用唇弓。

辅弓的弯制有两个重点：一是第一、第二前磨牙间的后倾弯，其后倾弯作用是直立磨牙防止做Ⅱ类牵引时磨牙前倾的副作用；避免咬合变深；磨牙颊面管后方做回弯以保持弓丝的长度，避免弓丝的滑动和前牙的唇倾，下颌弓丝第一、第二前磨牙位间后倾弯其弯折的角度要做力值考虑，需要直立磨牙与压低前牙程度越少，角度越小，反之则越大。

二是辅弓末端插入颊面管副弓管后，其前牙段辅弓位于下方口腔前庭处，牙根尖上方一点将前牙段辅弓纳入下切牙托槽槽沟结扎，可以产生压低下前牙、直立磨牙的作用，避免咬合变深。

（2）注意看结扎丝所使用的是朝前的绑法，把结扎丝末端放在牙列殆端托槽近中的主弓丝下方，这样可以避免刺到患者的口腔黏膜。

特别提醒：如果下磨牙颊面管没有副弓管，也可将正畸辅弓末端插入磨牙带环颊面管，此时两根弓丝组合的搭配，一般正畸主弓丝为0.014in镍钛圆丝，压低辅弓为0.016in澳丝。

使用过粗的澳丝无法插入一个已经纳入0.014in镍钛圆丝的磨牙带环颊面管。

早期研发的前牙压低弹力辅弓，可以说是我们现在普遍使用的成熟蛤蟆弓技术的前身。

翻阅以往完成的正畸病例照片，找到2006年5月18日我在临床上早期研发应用的前牙压低辅弓案例照片，颇有感触。当时正畸主弓丝与前牙压低辅弓末端同插在一个磨牙带环颊面管内。

记得有网友在我的博客中留言建议，说下颌磨牙带环采用双颊管比较方便。但是齿科商家提供的下颌成品颊管很少有双管附件的，自己动手焊接增加一个颊面管，比较费事。

或许正是由于这些种种不方便的缘故，在以后研发的前牙压低辅弓的过程中，没有考虑使用磨牙带环的颊面管，而是采用了将辅弓末端"倒挂金钩"在主弓丝上的固位方式，比如现在临床上较为普遍应用的前牙压低弹力辅弓——武氏弓和蛤蟆弓。

注：武氏弓、蛤蟆弓在2013年5月出版的《实用正畸弓丝弯制技术图谱》中有详细介绍。

Chapter 7 第七章

蛤蟆弓弯制步骤

正畸辅弓——蛤蟆弓有长腿蛤蟆弓与短腿蛤蟆弓之分，通常临床上将第二磨牙纳入矫治器的蛤蟆弓的腿伸到第一与第二磨牙之间，甚至蛤蟆脚（挂钩）抵住第二磨牙近中颊面管管口。因此，蛤蟆腿明显比只有第一磨牙纳入矫治器的腿长了许多。

长腿蛤蟆弓通常在第一磨牙与第二磨牙间的弓丝上弯制后倾弯，形成大腿与小腿。

短腿蛤蟆弓由于第二磨牙没有纳入矫治器，蛤蟆脚则放置于第二前磨牙与第一磨牙间的弓丝上，本身弓丝较短，无须弯制后倾弯，也没有大腿与小腿之分。

长腿蛤蟆弓与短腿蛤蟆弓结扎固定上也有区别：

短腿蛤蟆弓只结扎4颗切牙做固定，而长腿蛤蟆弓由于后段弓丝较长，容易摆动，除4颗切牙外，通常在第二前磨牙或者第一磨牙处的弓丝上还要补充结扎2根弓丝，以便加强正畸辅弓的稳定性。

也就是说，短腿蛤蟆弓切牙用4根结扎丝固定，长腿蛤蟆弓则使用6根结扎丝固定，即前牙段切牙使用4根结扎丝，后牙段切牙使用2根结扎丝固定。

第一节　长腿蛤蟆弓弯制步骤

1. 弯制蛤蟆弓常用器材，有Kim钳、细丝钳、末端切断钳、记号笔、0.018in澳丝、牙模（图7-1-1）。

2. 取一根0.018in的澳丝，测量牙模弓形长度，确定弓丝长度（图7-1-2）。

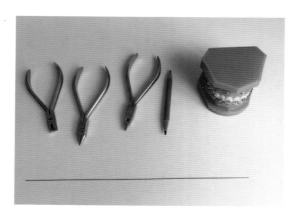

图7-1-1

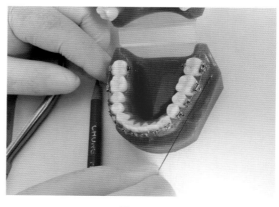

图7-1-2

3. 右手持细丝钳，圆喙朝外钳夹弓丝末端（图7-1-3～图7-1-6）。

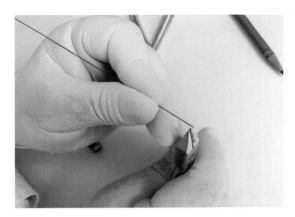

图7-1-3

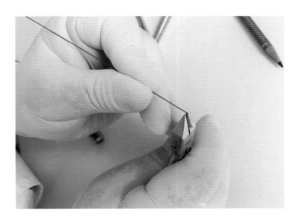

图7-1-4

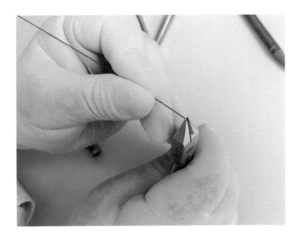

图7-1-5

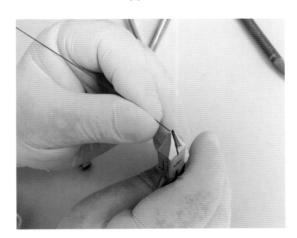

图7-1-6

4. 左手沿钳子圆喙推压弓丝，使之弯成圆弧状（图7-1-7～图7-1-10）。

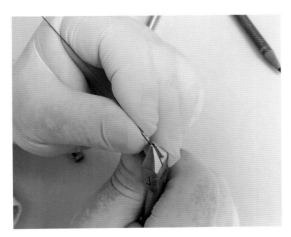

图7-1-7

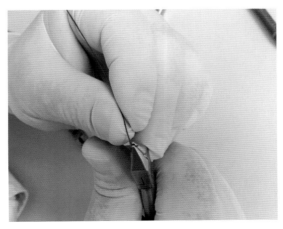

图7-1-8

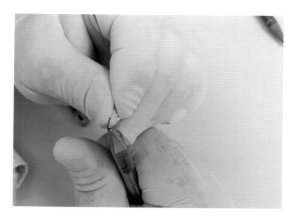

图7-1-9

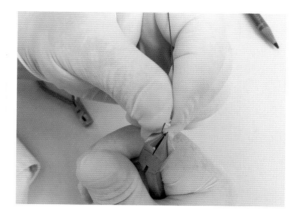

图7-1-10

5. 末端弯折成与弓丝平行的小钩（图7-1-11、图7-1-12）。

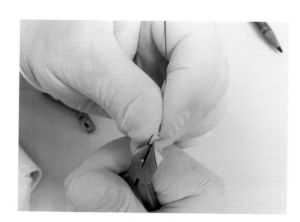

图7-1-11

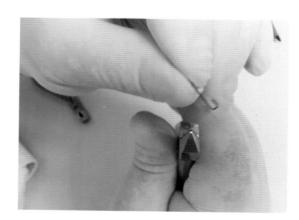

图7-1-12

6. 弯制完毕的弓丝末端平行小钩，钩口处应略小于钩突的宽度（图7-1-13、图7-1-14）。

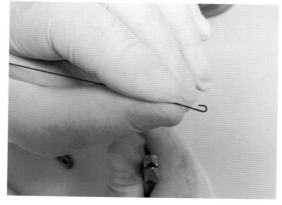

图7-1-13

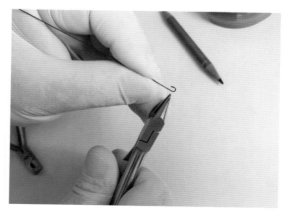

图7-1-14

7. 细丝钳的方喙平行夹住弓丝末端挂钩钩口处（图7-1-15、图7-1-16）。

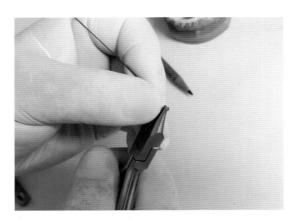

图7-1-15

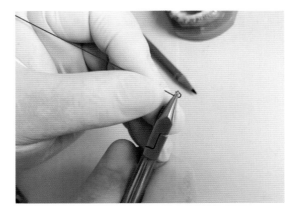

图7-1-16

8. 方喙夹住弓丝末端，向下弯折成90°（图7-1-17、图7-1-18）。

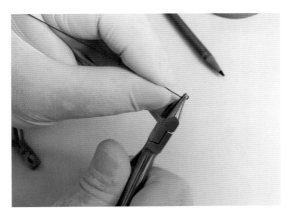

图7-1-17

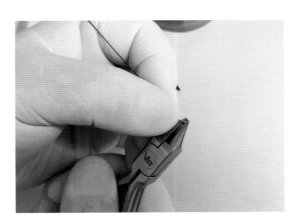

图7-1-18

9. 弯制完毕的蛤蟆弓挂钩（图7-1-19、图7-1-20）。

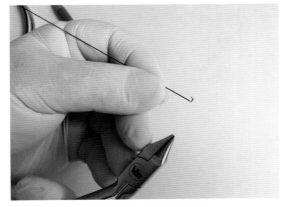

图7-1-19

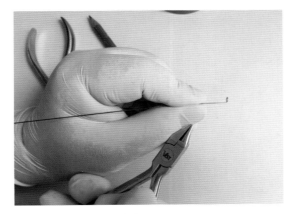

图7-1-20

10. 手持弯制好的弓丝蛤蟆脚（挂钩）（图7-1-21）。

11. 将蛤蟆脚置放于第一与第二磨牙之间的正畸主弓丝龈方（图7-1-22～图7-1-24）。

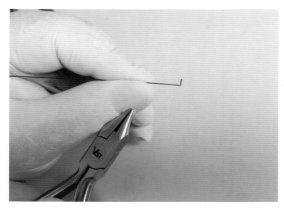

图7-1-21

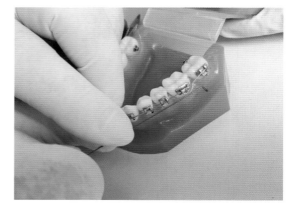

图7-1-22

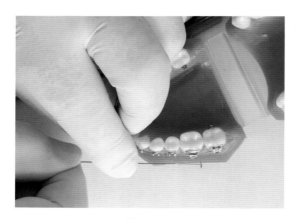

图7-1-23

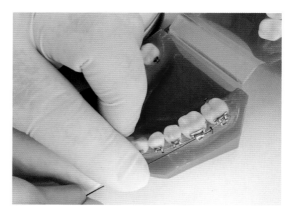

图7-1-24

12. 然后翻转过来倒挂在正畸主弓丝上，我们称之为"倒挂金钩"（图7-1-25、图7-1-26）。

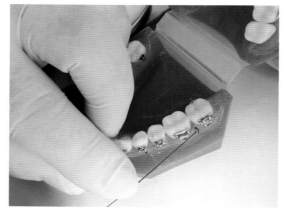

图7-1-25

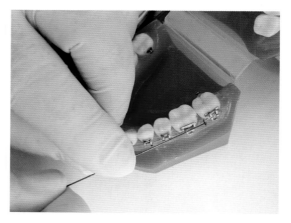

图7-1-26

13. 弓丝末端挂钩倒挂在第一与第二磨牙之间，弓丝远中段沿牙面托槽龈缘置放，在尖牙与第一前磨牙之间画线做标记点（图7-1-27、图7-1-28）。

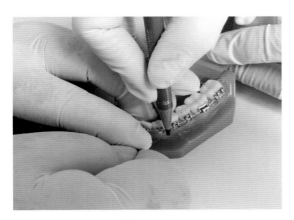
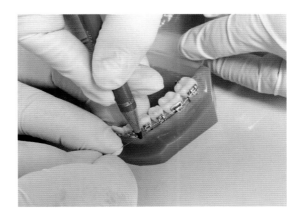

图7-1-27

图7-1-28

14. 换用Kim钳，弓丝绕钳子圆喙转动（图7-1-29）。

15. 注意弓丝绕钳子圆喙在蛤蟆挂钩钩口内侧弯折（图7-1-30、图7-1-31）。

16. 绕圆喙弯制成的小圈曲，小圈曲曲突方向与挂钩曲突方向一致（图7-1-32）。

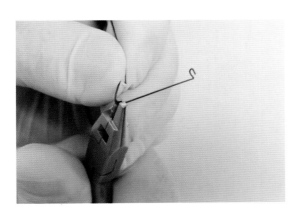
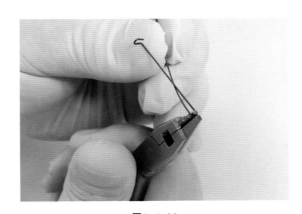

图7-1-29

图7-1-30

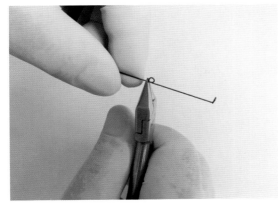
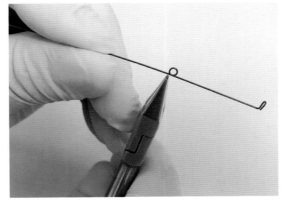

图7-1-31

图7-1-32

17. 用细丝钳夹住小圈曲远中段，用拇指与食指弯制前牙段弓形（图7-1-33～图7-1-35）。

18. 弯制完成的前牙段弓形（图7-1-36）。

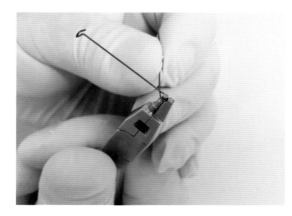

图7-1-33

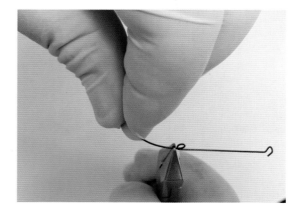

图7-1-34

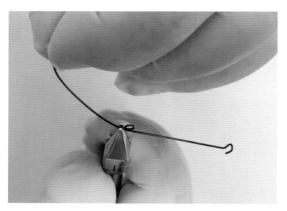

图7-1-35

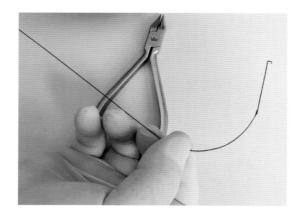

图7-1-36

19. 弓丝末端挂钩倒挂在第一与第二磨牙之间，弓丝远中段沿牙面托槽龈缘置放（图7-1-37）。

20. 在对侧尖牙与第一前磨牙之间的弓丝上画线做标记点（图7-1-38）。

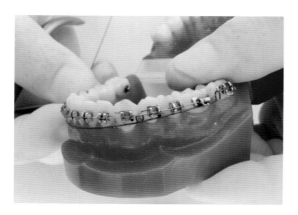

图7-1-37

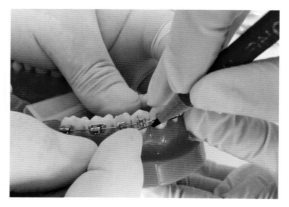

图7-1-38

21. 取出弓丝，用Kim钳夹住弓丝标记点（图7-1-39、图7-1-40）。

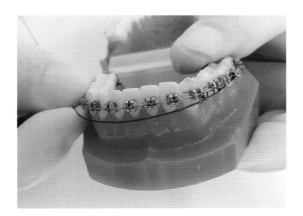

图7-1-39

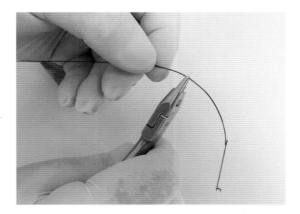

图7-1-40

22. 按照上述方法弯制小圈曲（图7-1-41～图7-1-46）。

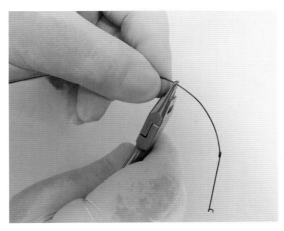

图7-1-41

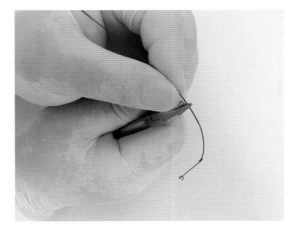

图7-1-42

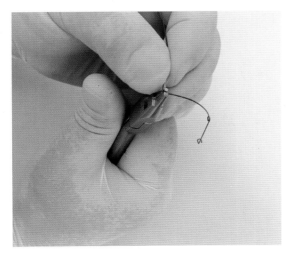

图7-1-43

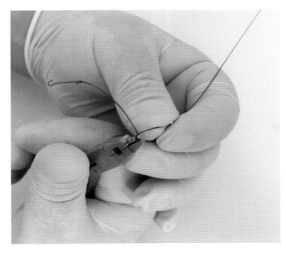

图7-1-44

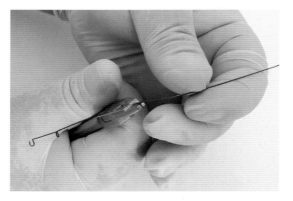

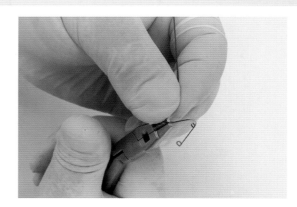

图7-1-45　　　　　　　　　　　　　　　　　图7-1-46

23. 然后用手指弯制前牙弓弧度，注意两侧远中段弓丝要置于前牙段弓丝圈簧的外侧，即蛤蟆眼的外侧（图7-1-47、图7-1-48）。

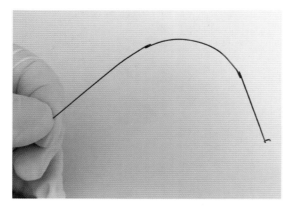

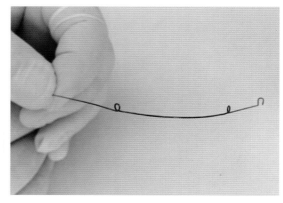

图7-1-47　　　　　　　　　　　　　　　　　图7-1-48

24. 在牙模上第一与第二磨牙之间的弓丝上画线标记出另一端小圈曲与挂钩间的距离（图7-1-49）。

25. 在标记点的末端5mm处切断弓丝（图7-1-50、图7-1-51）。

26. 更换细丝钳，圆喙朝外钳夹弓丝弯折平行的小钩（图7-1-52～图7-1-54）。

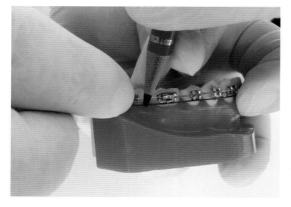

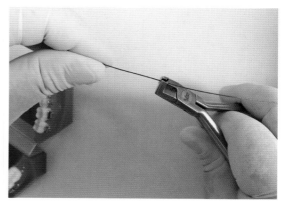

图7-1-49　　　　　　　　　　　　　　　　　图7-1-50

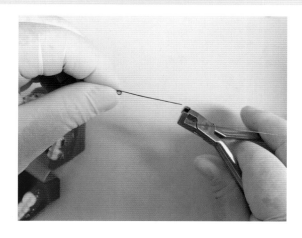

图7-1-51

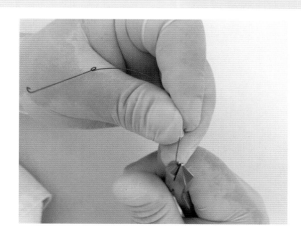

图7-1-52

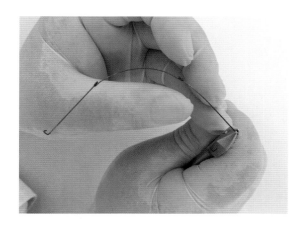

图7-1-53

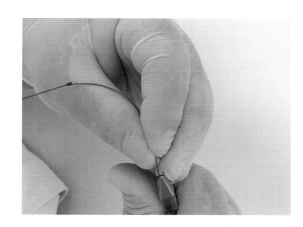

图7-1-54

27. 然后方喙朝下钳夹小钩向下弯折90°，形成挂钩（图7-1-55）。

28. 调整弓形使两端弓丝对称、协调（图7-1-56、图7-1-57）。

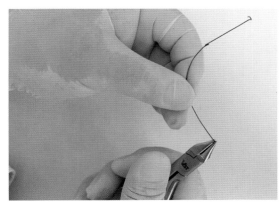

图7-1-55

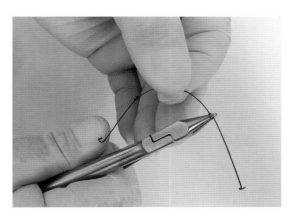

图7-1-56

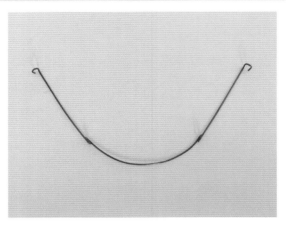

图7-1-57

29. 使用细丝钳，钳子圆喙放置在小圈内，前牙段弓丝向曲突相反方向弯折30°（图7-1-58～图7-1-61）。

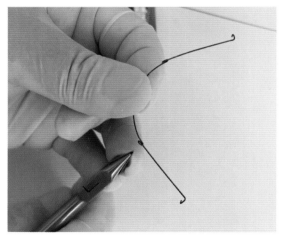

图7-1-58

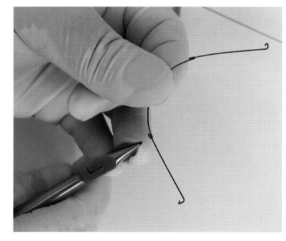

图7-1-59

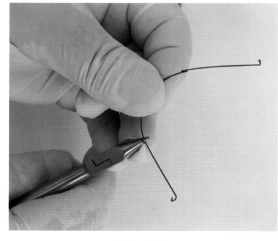

图7-1-60

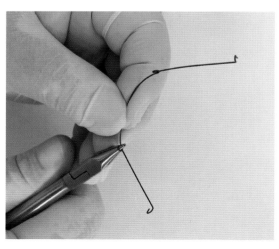

图7-1-61

30. 另一侧同样操作，将前牙段弓丝调整成30°～40°的角度，形成蛤蟆弓前倾弯（图7-1-62～图7-1-64）。

31. 用钳子夹住第二前磨牙与第一磨牙之间的弓丝，并用笔在弓丝上画线做标记点（图7-1-65）。

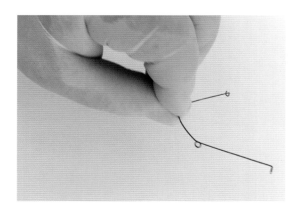

图7-1-62

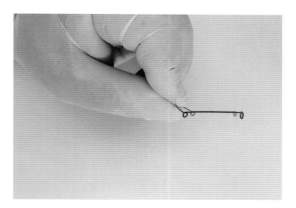

图7-1-63

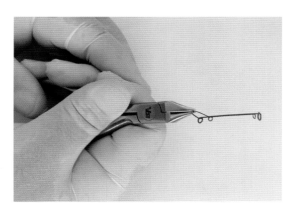

图7-1-64

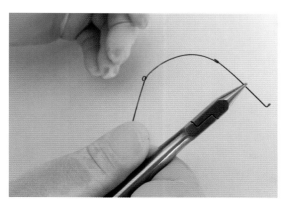

图7-1-65

32. 顺着前倾弯的曲度方向朝下弯折15°～20°，对侧完成同样操作，形成蛤蟆弓的后倾弯（图7-1-66～图7-1-69）。

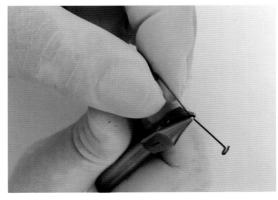

图7-1-66

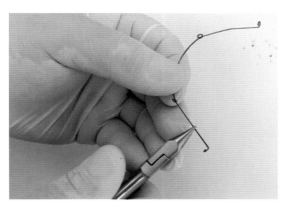

图7-1-67

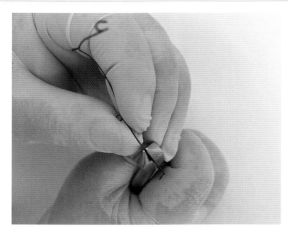

图7-1-68

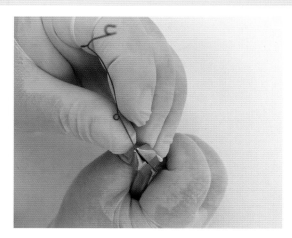

图7-1-69

33. 吊线检查弓丝两侧前倾弯、后倾弯以及挂钩是否在一条曲线上（图7-1-70～图7-1-72）。

34. 检查并调整蛤蟆弓形左右的对称性以及前牙段弧度的流畅性（图7-1-73～图7-1-77）。

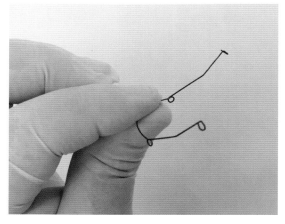

图7-1-70

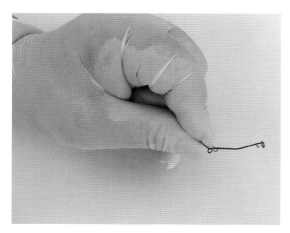

图7-1-71

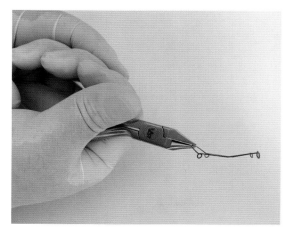

图7-1-72

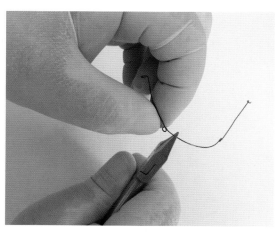

图7-1-73

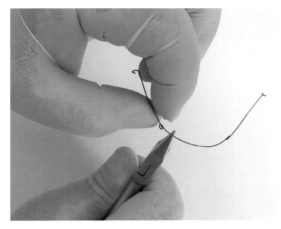

图7-1-74

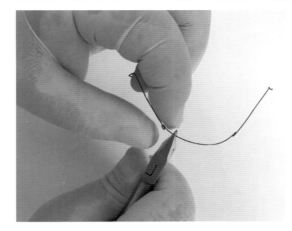

图7-1-75

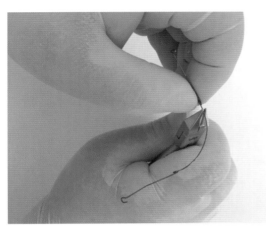

图7-1-76

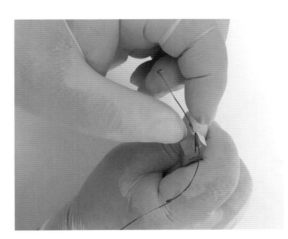

图7-1-77

35. 如果蛤蟆脚（挂钩）与蛤蟆眼（圈簧）不在一条直线上，即蛤蟆弓的小圈曲和挂钩没有与弓形成90°垂直，可用一把钳子夹紧蛤蟆弓的小腿，再用细丝钳调整挂钩的角度（图7-1-78~图7-1-87）。

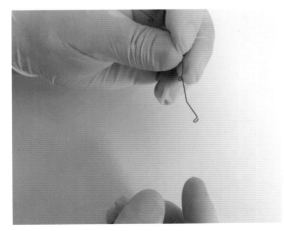

图7-1-78

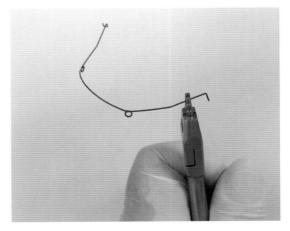

图7-1-79

第七章　蛤蟆弓弯制步骤

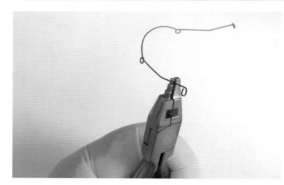

图7-1-80

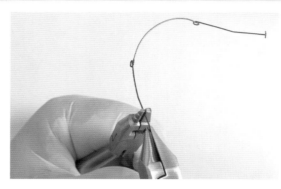

图7-1-81

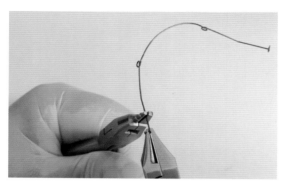

图7-1-82

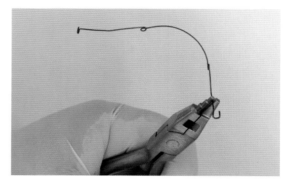

图7-1-83

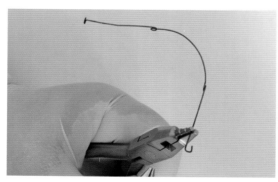

图7-1-84

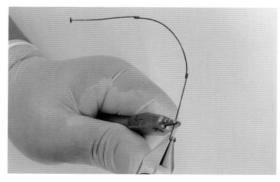

图7-1-85

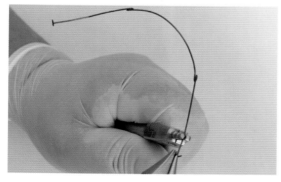

图7-1-86

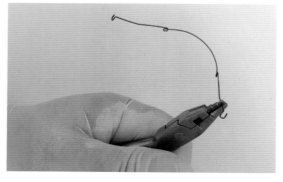

图7-1-87

36. 已弯制好的长腿蛤蟆弓形态（图7-1-88、图7-1-89）。

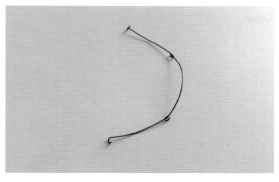

图7-1-88

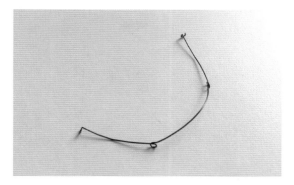

图7-1-89

第二节　短腿蛤蟆弓弯制步骤

1. 取一根0.018in的澳丝，测量牙模弓形长度，确定弓丝长度。使用细丝钳，圆喙朝外钳夹弓丝末端，弯折成与弓丝平行的小钩（图7-2-1～图7-2-4）。

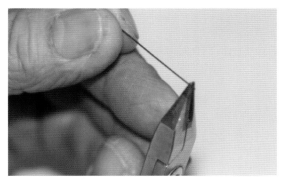

图7-2-1

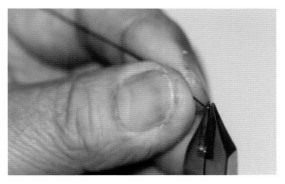

图7-2-2

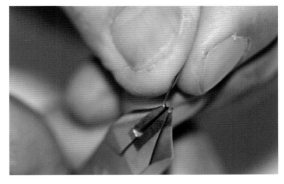

图7-2-3

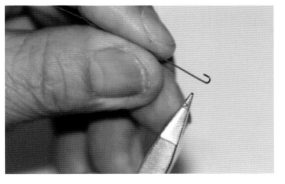

图7-2-4

2. 钳子方喙向下，钳夹住弓丝末端小钩，弯折成90°形成挂钩（图7-2-5～图7-2-7）。

3. 将弓丝末端挂钩倒挂在第一磨牙近中，弓丝远中段沿牙面托槽龈缘置放，在尖牙与第一前磨牙之间画线做标记点（图7-2-8～图7-2-10）。

4. 更换Kim钳，钳夹住弓丝标记点处，圆喙向内弯折（图7-2-11、图7-2-12）。

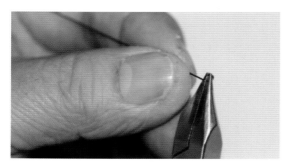

图7-2-5

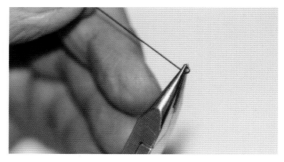

图7-2-6

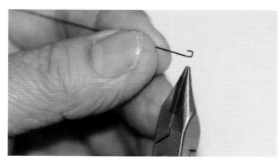

图7-2-7

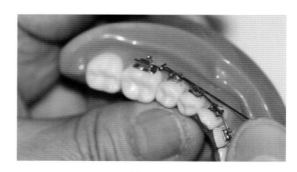

图7-2-8

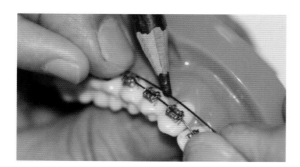

图7-2-9

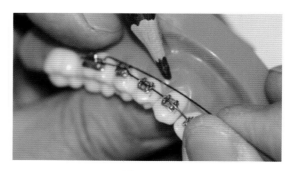

图7-2-10

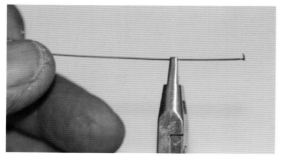

图7-2-11

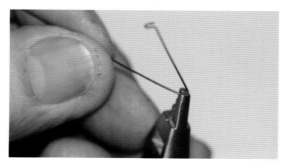

图7-2-12

5. 弓丝绕圆喙转动弯制成小圈曲，小圈曲曲突方向与挂钩方向一致（注：小圈曲的弯制需用 Kim钳的圆喙弯制）（图7-2-13～图7-2-15）。

6. 细丝钳夹住小圈曲远中段，用拇指与食指弯制前牙段弓形弧（图7-2-16～图7-2-18）。

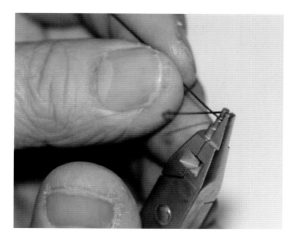

图7-2-13

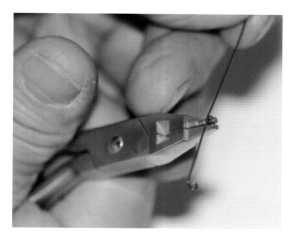

图7-2-14

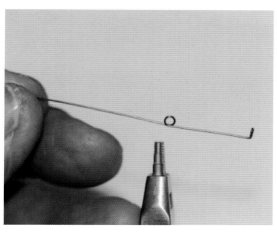

图7-2-15

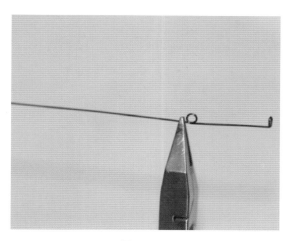

图7-2-16

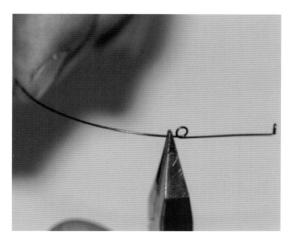

图7-2-17

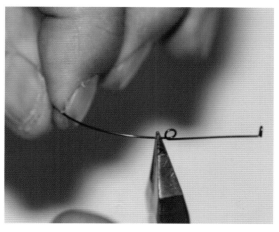

图7-2-18

7. 将弓丝置于牙列托槽龈方，在对侧尖牙与第一前磨牙之间画线做标记点（图7-2-19、图7-2-20）。

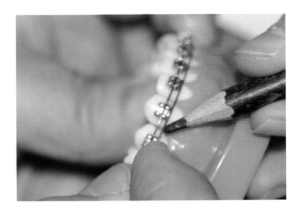

图7-2-19

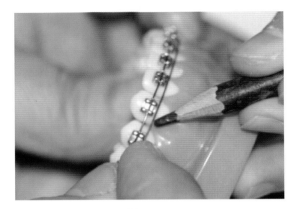

图7-2-20

8. 钳夹弓丝依照上述方法弯制对侧小圈曲，然后用手指弯制前牙弓弧度，注意两侧远中段弓丝要置于前牙段弓丝的外侧（图7-2-21～图7-2-26）。

9. 用镊子作标尺，取弯制好的一端小圈曲与挂钩间的距离作标准（图7-2-27、图7-2-28）。

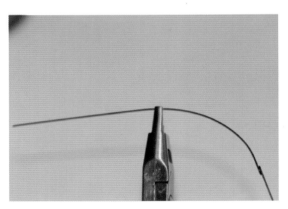

图7-2-21

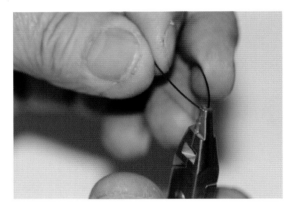

图7-2-22

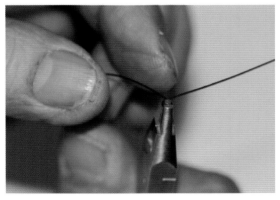

图7-2-23

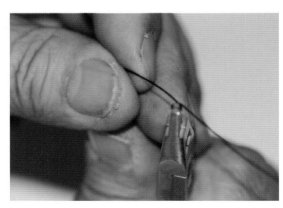

图7-2-24

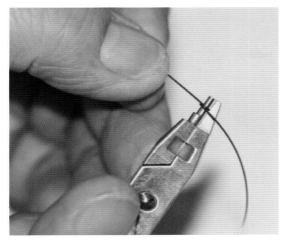

图7-2-25

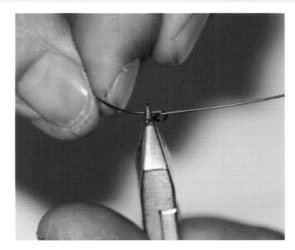

图7-2-26

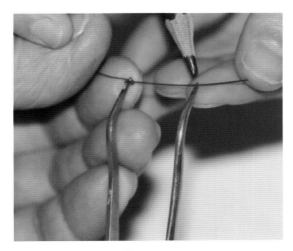

图7-2-27

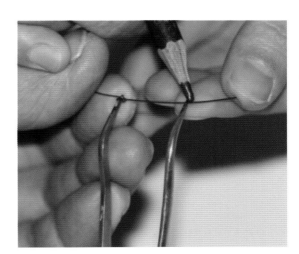

图7-2-28

10. 用笔在对侧依照镊子所取的长度画线做标记点（图7-2-29、图7-2-30）。

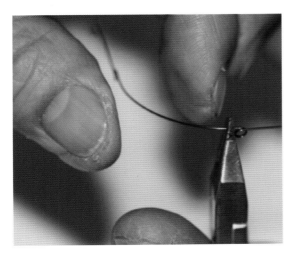

图7-2-29

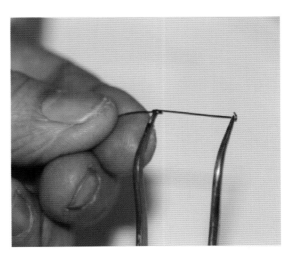

图7-2-30

11. 在标记点的末端5mm处切断弓丝（图7-2-31）。

12. 更换细丝钳，圆喙朝外钳夹弓丝弯折平行小钩，然后方喙朝下钳夹小钩向下弯折90° 形成末端挂钩（图7-2-32～图7-2-36）。

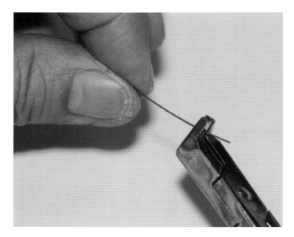

图7-2-31

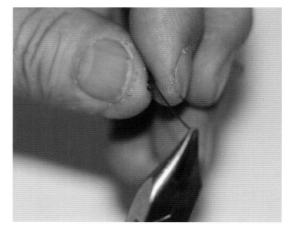

图7-2-32

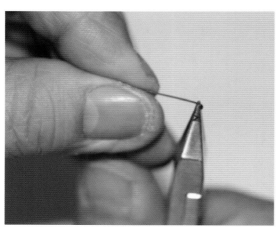

图7-2-33

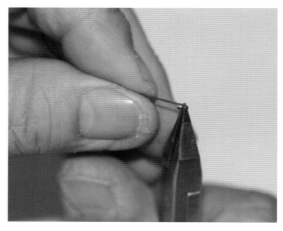

图7-2-34

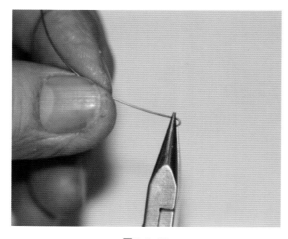

图7-2-35

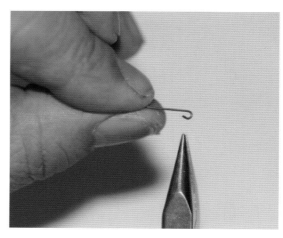

图7-2-36

13. 调整弓形使两端弓丝对称、协调（图7-2-37～图7-2-39）。

14. 圆喙放置在小圈曲内，前牙段弓丝向下弯折30°（图7-2-40、图7-2-41）。

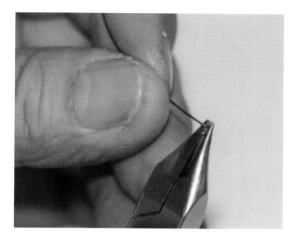

图7-2-37

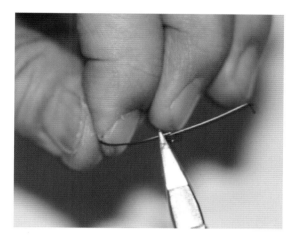

图7-2-38

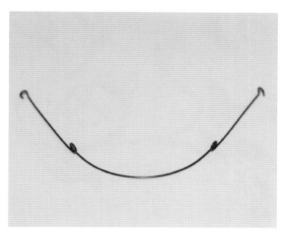

图7-2-39

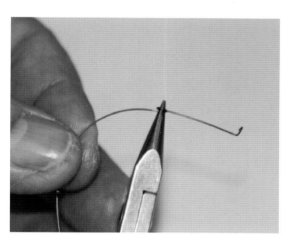

图7-2-40

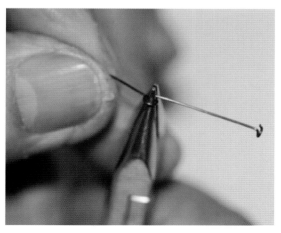

图7-2-41

15. 另一侧同样操作，将前牙段弓丝调整成30°～40°的角度（图7-2-42、图7-2-43）。

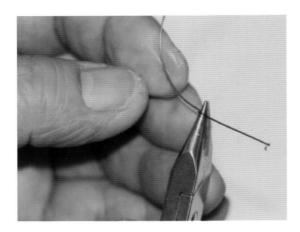

图7-2-42

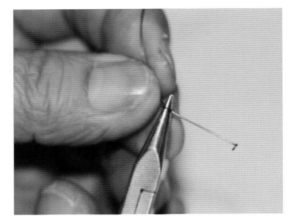

图7-2-43

16. 已弯制好的蛤蟆弓形态（图7-2-44～图7-2-47）。

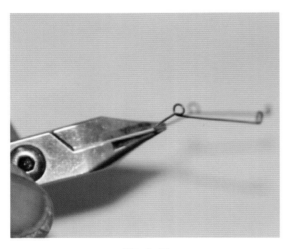

图7-2-44

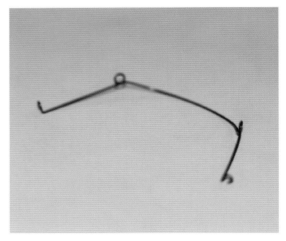

图7-2-45

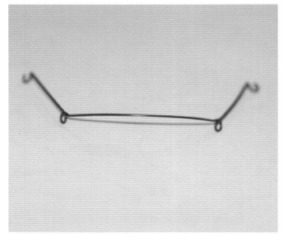

图7-2-46

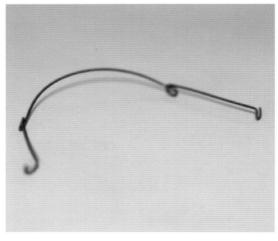

图7-2-47

Chapter 8 第八章
蛤蟆弓结扎步骤（牙模演示）

长腿蛤蟆弓结扎步骤

1. 长腿蛤蟆弓及塑料牙模（图8-1-1~图8-1-4）。
2. 将蛤蟆弓一侧末端的挂钩倒挂在第二磨牙颊面管近中的主弓丝上（图8-1-5、图8-1-6）。

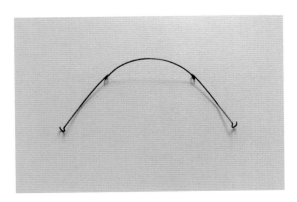

图8-1-1

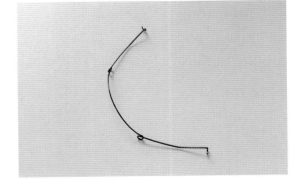

图8-1-2

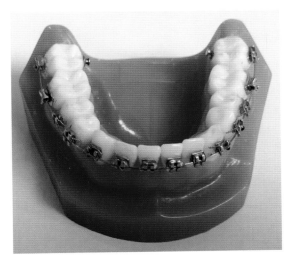

图8-1-3

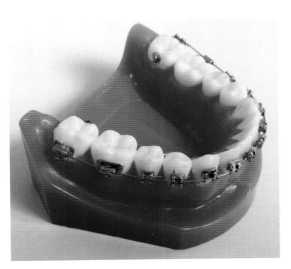

图8-1-4

41

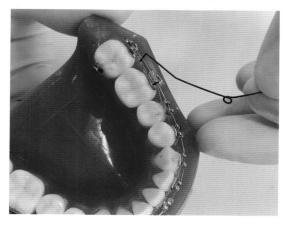

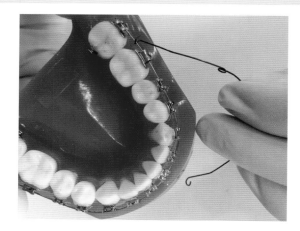

图8-1-5
图8-1-6

3. 蛤蟆弓的小腿及大腿沿着第一磨牙颊面管牵引钩及第二前磨牙、第一前磨牙托槽的结扎翼沟龈方向摆放，张开的蛤蟆嘴（前倾弯）位于前庭沟底处（图8-1-7～图8-1-12）。

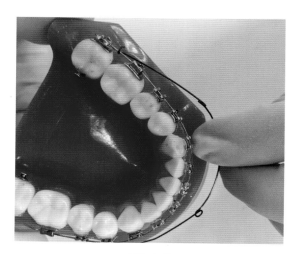

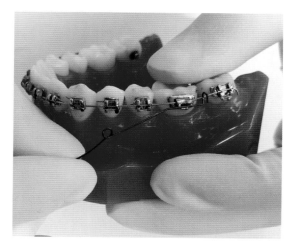

图8-1-7
图8-1-8

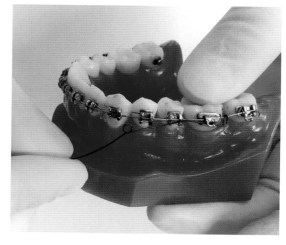

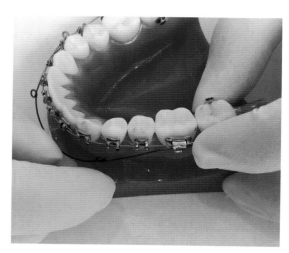

图8-1-9
图8-1-10

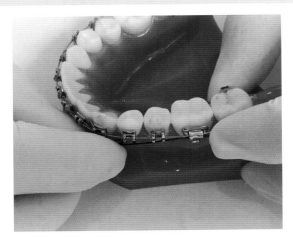

图8-1-11

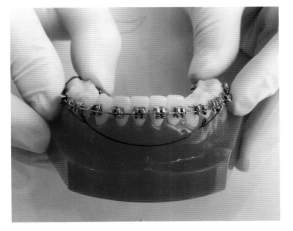

图8-1-12

4. 先用一根结扎丝固定蛤蟆嘴（前倾弯），即用0.25mm结扎丝套住蛤蟆嘴（前倾弯）段弓丝，结扎丝的两侧游离端均穿过中切牙托槽下方的主弓丝，用持针钳夹住结扎丝朝托槽殆方拧紧打结（图8-1-13～图8-1-18），注意蛤蟆眼（圈簧）应置入尖牙与第一前磨牙之间的正畸主弓丝的内侧。

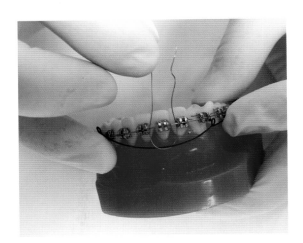

图8-1-13

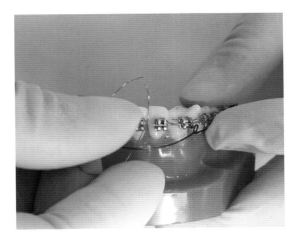

图8-1-14

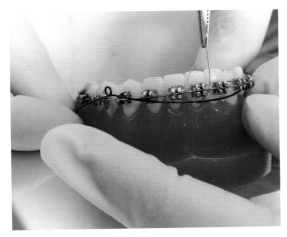

图8-1-15

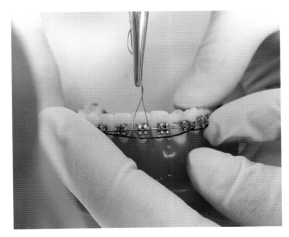

图8-1-16

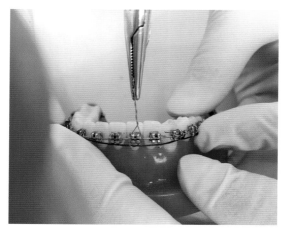

图8-1-17

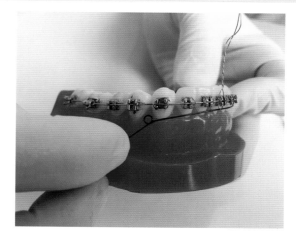

图8-1-18

5. 用持针钳夹住对侧蛤蟆脚（挂钩），朝第一、第二磨牙之间正畸主弓丝的内侧移动，越过主弓丝，助手持牙科探针将其钩住，朝𬌗方向外侧提拉即可将其挂在主弓丝上（图8-1-19～图8-1-23）。

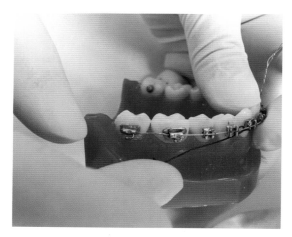

图8-1-19

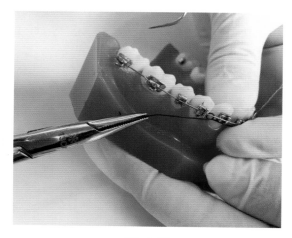

图8-1-20

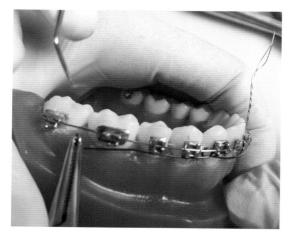

图8-1-21

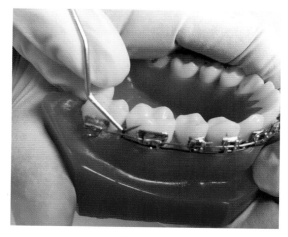

图8-1-22

6. 用0.25mm结扎丝分别套住蛤蟆嘴（前倾弯）段弓丝对应的其余3颗切牙，结扎丝均穿过每颗切牙托槽下方的主弓丝，用持针钳逐个夹住结扎丝朝切牙托槽骀方向拧紧打结（图8-1-24～图8-1-30）。

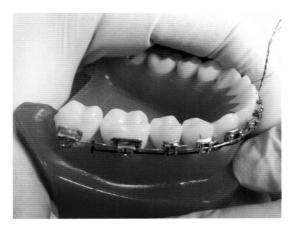

图8-1-23

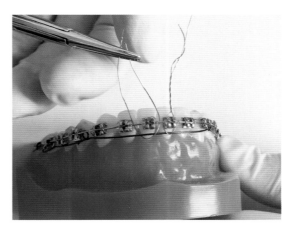

图8-1-24

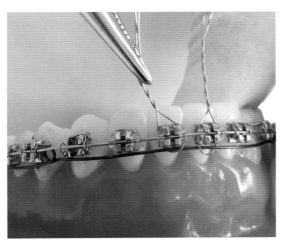

图8-1-25

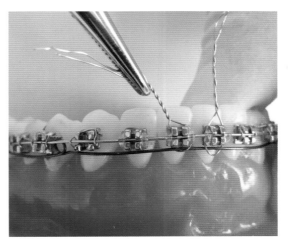

图8-1-26

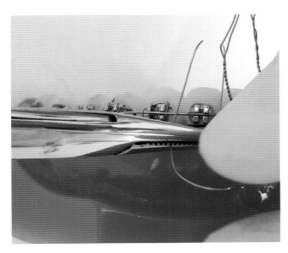

图8-1-27

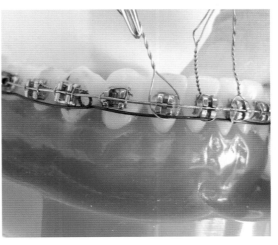

图8-1-28

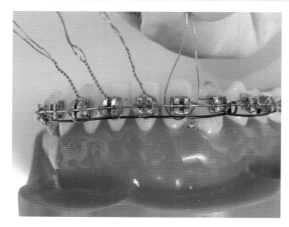

图8-1-29

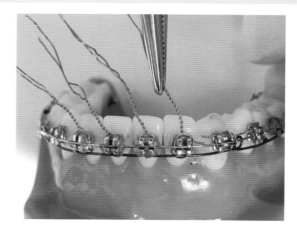

图8-1-30

7. 长腿蛤蟆弓，除了4颗切牙要常规结扎外，一般还加用0.25mm结扎丝分别套住蛤蟆腿，在两侧第二前磨牙托槽上与正畸主弓丝进行结扎固定（图8-1-31～图8-1-36）。

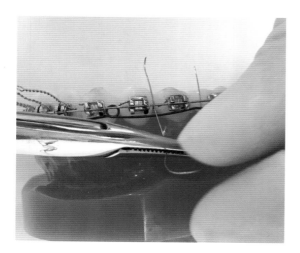

图8-1-31

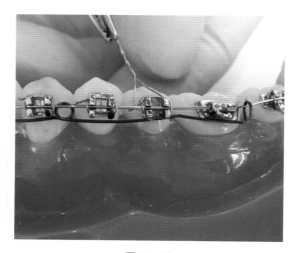

图8-1-32

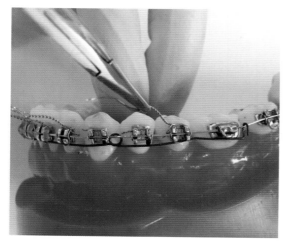

图8-1-33

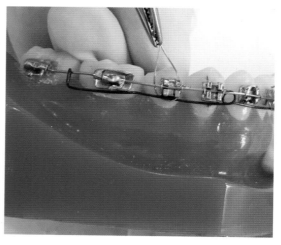

图8-1-34

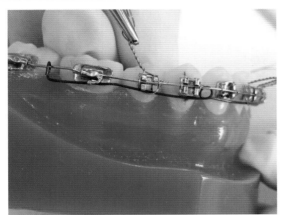

图8-1-35

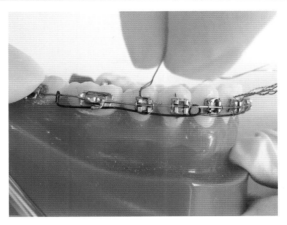

图8-1-36

8. 用细丝切断钳截断结扎蛤蟆弓后过长的结扎丝（保留3～4mm末端），然后用持针钳依次逐个将结扎丝末端紧贴牙面塞入正畸主弓丝的内侧（图8-1-37～图8-1-42）。

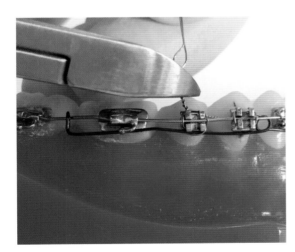

图8-1-37

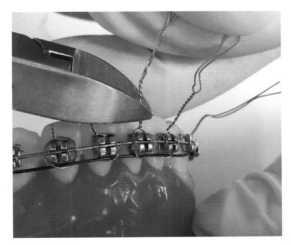

图8-1-38

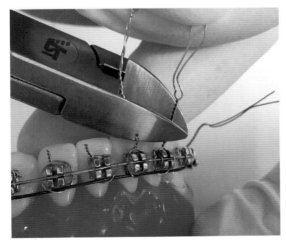

图8-1-39

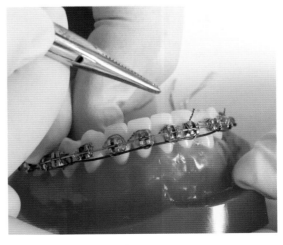

图8-1-40

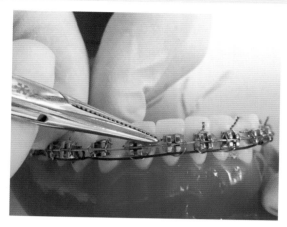

图8-1-41

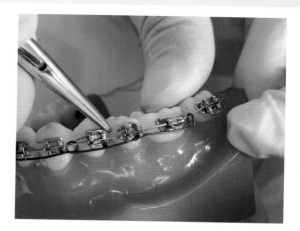

图8-1-42

9. 蛤蟆弓结扎完毕，固定于牙列后的牙模正、侧位观（图8-1-43～图8-1-46）。注意其两侧的蛤蟆脚（挂钩）是从里朝外倒置挂在正畸主弓丝上的。

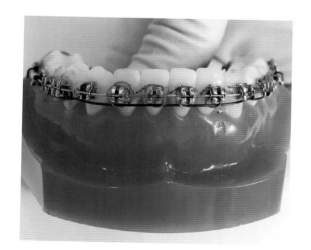

图8-1-43

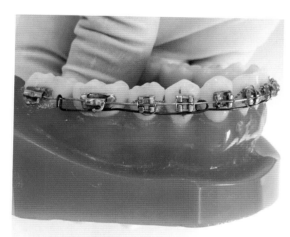

图8-1-44

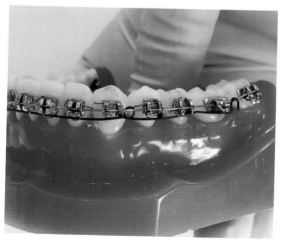

图8-1-45

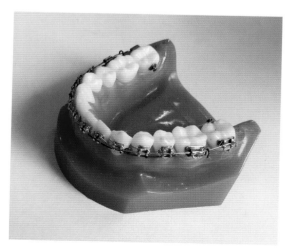

图8-1-46

第二节　　短腿蛤蟆弓结扎固定

　　短腿蛤蟆弓是第二磨牙未纳入矫治器，相对蛤蟆腿是较短的前牙压低弹力辅弓（图8-2-1、图8-2-2）。由于种种原因，第二磨牙未粘接颊面管，蛤蟆脚（挂钩）只能挂在第一磨牙与其近中的第二前磨牙之间的正畸主弓丝上，没有后倾弯，即没有大腿与小腿的区分。这样的状况弯制的蛤蟆腿较短，但稳定性好，后牙段也就不需要结扎固定；故临床上短腿蛤蟆弓只需进行4颗切牙的固定（图8-2-3～图8-2-6）。

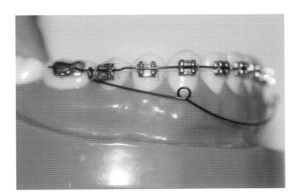

图8-2-1

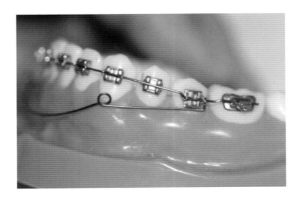

图8-2-2

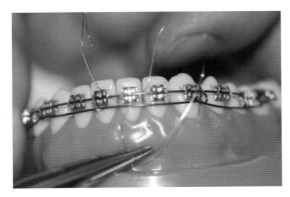

图8-2-3

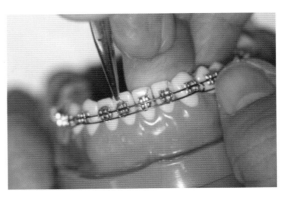

图8-2-4

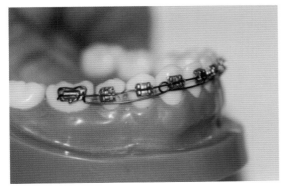

图8-2-5

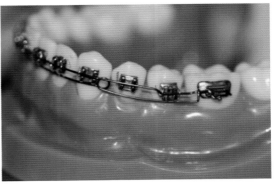

图8-2-6

临床结扎固定方法与牙模演示结扎固定蛤蟆弓操作步骤基本相同。

为了避免蛤蟆弓放置挂钩时前牙段弓丝压迫口腔前庭处软组织，常规先挂一侧末端挂钩，然后将蛤蟆弓前牙段弓丝拴结在1颗切牙托槽附近，然后再挂另一侧末端蛤蟆弓挂钩，将其余3颗切牙结扎固定在蛤蟆弓前牙段弓丝上（图8-3-1～图8-3-42）。

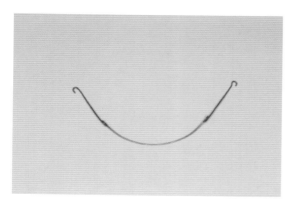

图8-3-1

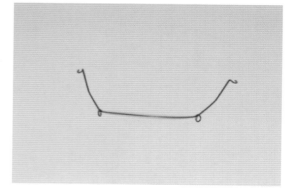

图8-3-2

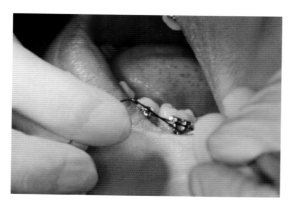

图8-3-3

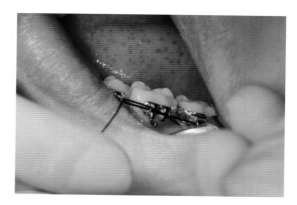

图8-3-4

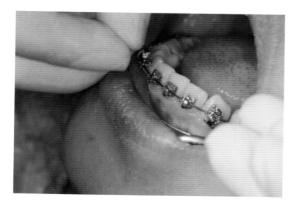

图8-3-5

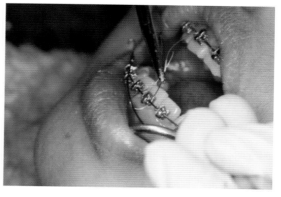

图8-3-6

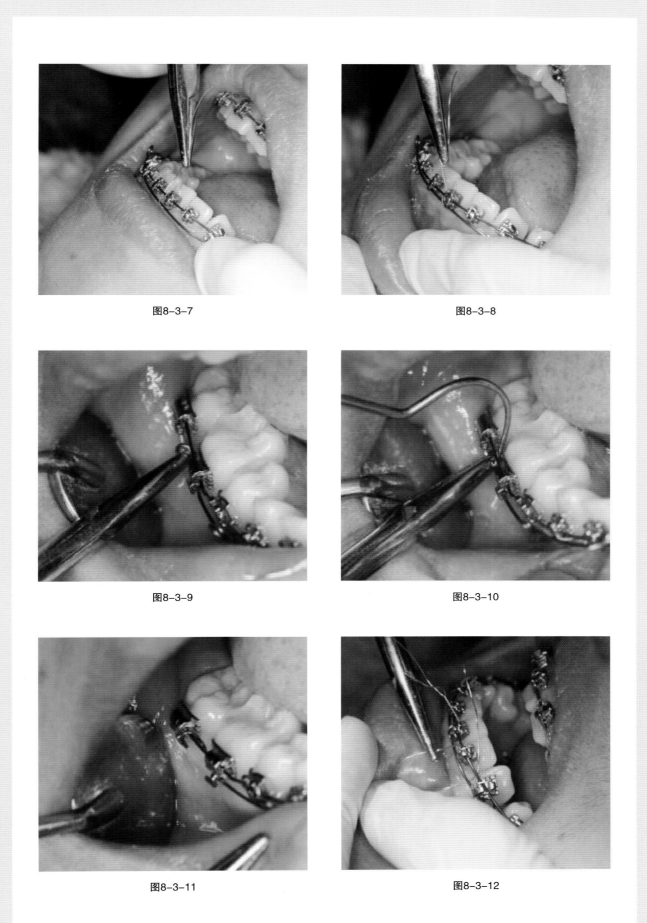

图8-3-7

图8-3-8

图8-3-9

图8-3-10

图8-3-11

图8-3-12

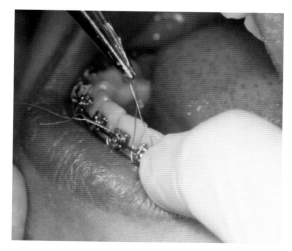

图8-3-13

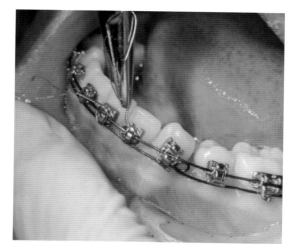

图8-3-14

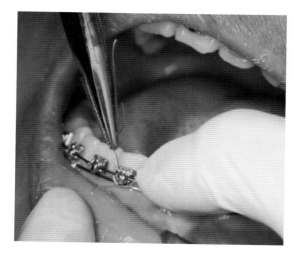

图8-3-15

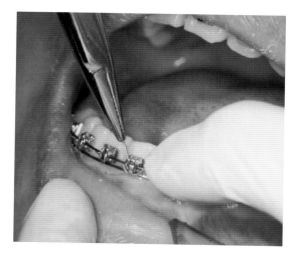

图8-3-16

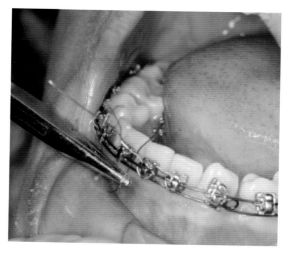

图8-3-17

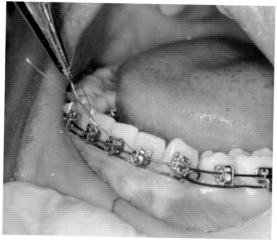

图8-3-18

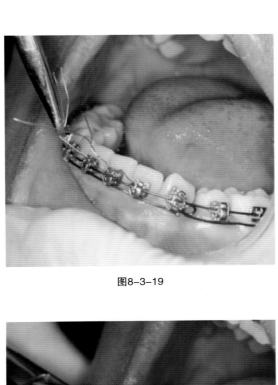

图8-3-19

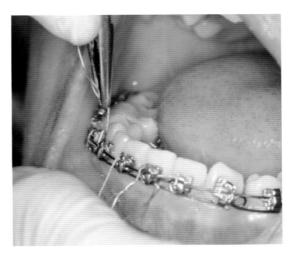

图8-3-20

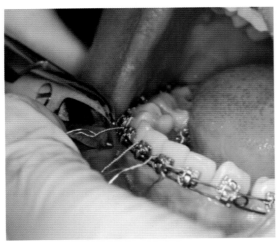

图8-3-21

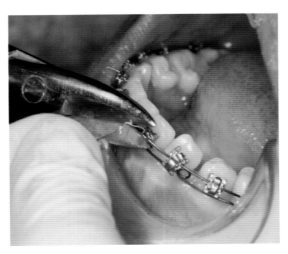

图8-3-22

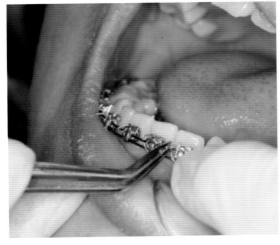

图8-3-23

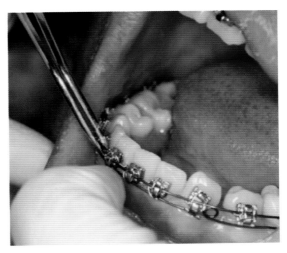

图8-3-24

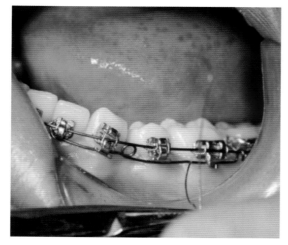

图8-3-25

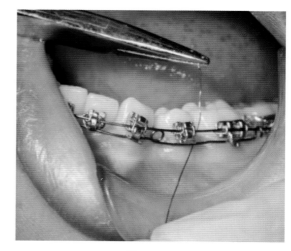

图8-3-26

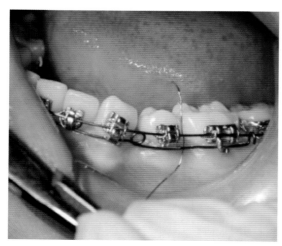

图8-3-27

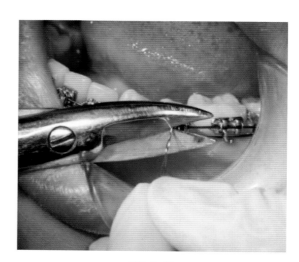

图8-3-28

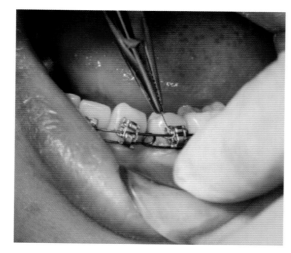

图8-3-29

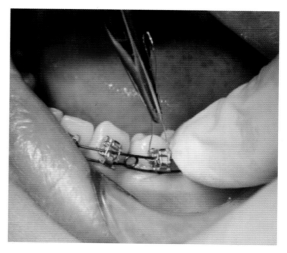

图8-3-30

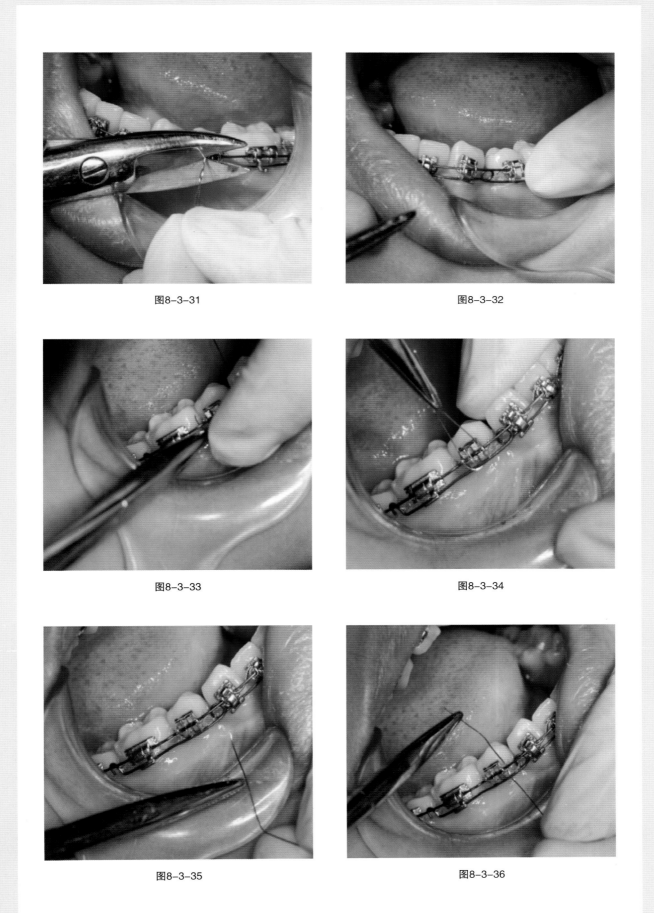

图8-3-31

图8-3-32

图8-3-33

图8-3-34

图8-3-35

图8-3-36

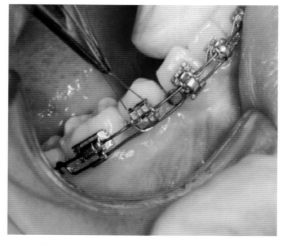

图8-3-37

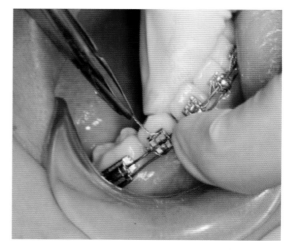

图8-3-38

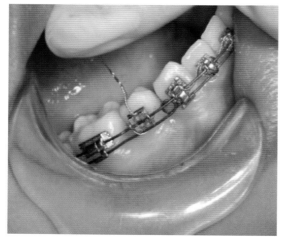

图8-3-39

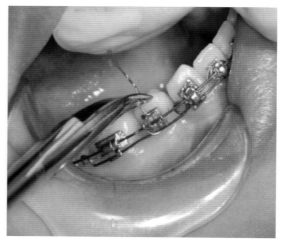

图8-3-40

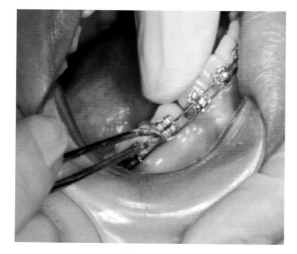

图8-3-41

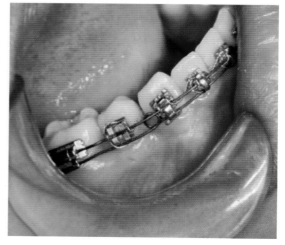

图8-3-42

Chapter 9 第九章

改良蛤蟆弓与武氏直丝弓专利托槽

专利产品轻力低摩擦直丝弓托槽（简称武氏直丝弓专利托槽）的优势之一是其上下颌的6号牙位为专利磨牙托槽，能正常纳入正畸方丝或圆丝的矩形托槽槽沟内，矫治弓丝采用正畸医生熟悉的常规结扎托槽翼的固定方式。专利磨牙托槽的特征在于其龈端设置为颊面管，可以便于插入正畸辅弓（硬丝或软丝），实施正畸主弓丝与辅弓丝组合的双丝弓矫治技术。比如专利磨牙托槽的颊面管可以插入前牙压低弹力辅弓。

根据这一正畸专利装置结构设计特点，我们将常规使用的蛤蟆弓末端的蛤蟆脚（挂钩），变更为第一磨牙颊面管前附有停止曲的末端弓丝，便于其插入颊面管。

本书这一章主要介绍为武氏直丝弓专利托槽配套使用设计的改良蛤蟆弓。

第一节　武氏直丝弓专利托槽上颌牙弓应用改良蛤蟆弓

上颌牙武氏直丝弓专利托槽使用配套改良蛤蟆弓装配结扎固定的操作步骤（图9-1-1~图9-1-17）。

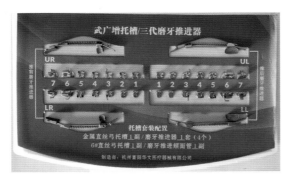

图9-1-1

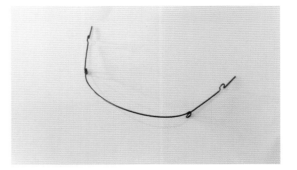

图9-1-2

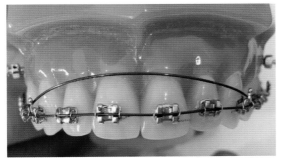

图9-1-3

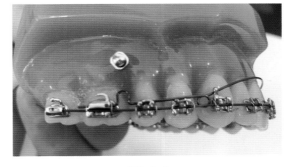

图9-1-4

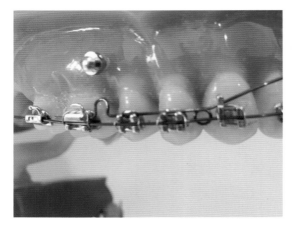

图9-1-5

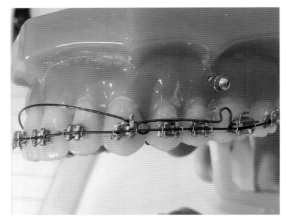

图9-1-6

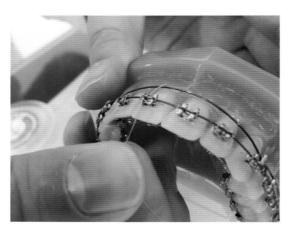

图9-1-7

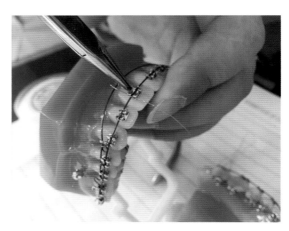

图9-1-8

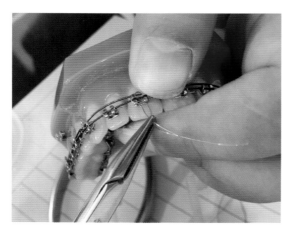

图9-1-9

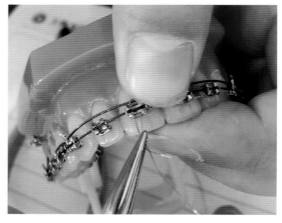

图9-1-10

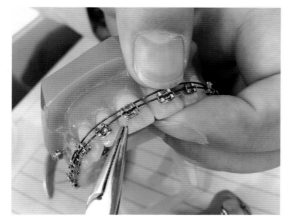

图9-1-11

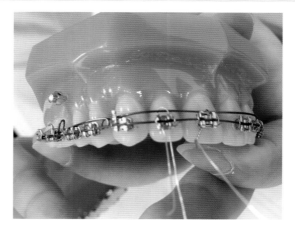

图9-1-12

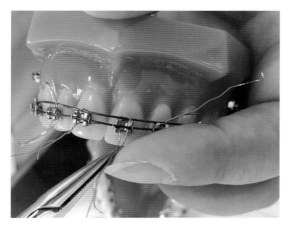

图9-1-13

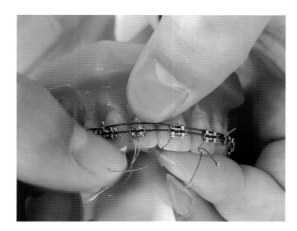

图9-1-14

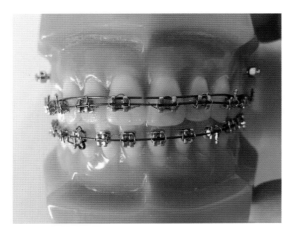

图9-1-15

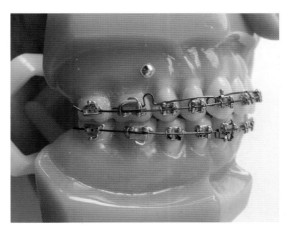

图9-1-16

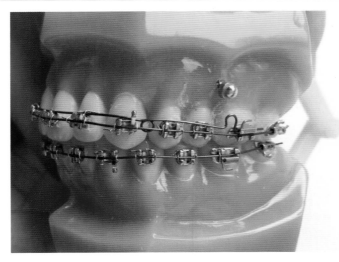

图9-1-17

第二节 武氏直丝弓专利托槽下颌牙弓应用改良蛤蟆弓

下颌牙武氏直丝弓专利托槽使用配套改良蛤蟆弓装配结扎固定的操作步骤如图9-2-1～图9-2-10。

武氏直丝弓专利托槽使用的改良蛤蟆弓弯制步骤基本与常规短腿蛤蟆弓的弯制步骤相同，仅有区别在于蛤蟆脚（挂钩）部分，变更为附有停止曲的末端弓丝，弯制起来相对比较简单一些。

改良蛤蟆弓的设计是与武氏直丝弓专利托槽配套使用的正畸装置，主要用于打开咬合，矫治深覆𬌗病例。

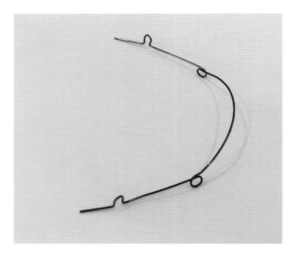

图9-2-1

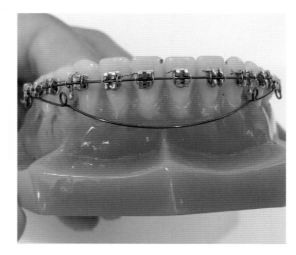

图9-2-2

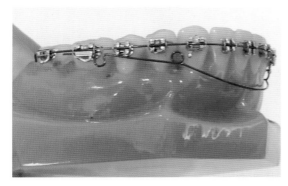

图9-2-3

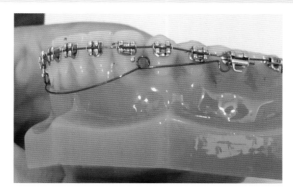

图9-2-4

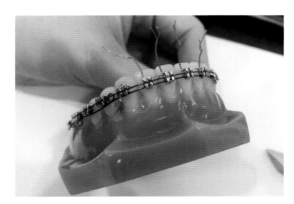

图9-2-5

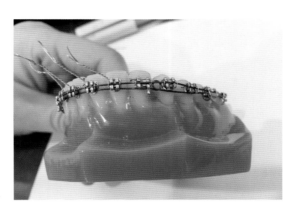

图9-2-6

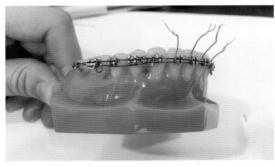

图9-2-7

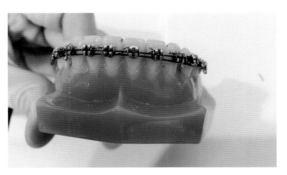

图9-2-8

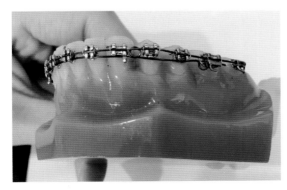

图9-2-9

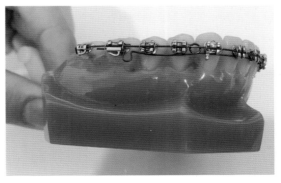

图9-2-10

Chapter 10 第十章
蛤蟆弓与Ⅱ类颌间弹力牵引

临床应用特点

这是一个安氏Ⅱ类错𬌗减数矫治病例，后期为了调整磨牙关系，实施颌间弹力牵引模式（图10-1~图10-4）。

该病例上颌牙列正畸主弓丝使用了0.018in×0.025in不锈钢方丝，在其托槽龈沟放置了正畸辅弓——蛤蟆弓。

该患者上颌尖牙托槽牵引钩为三角形牵引放置的一个作用力点，下颌则以第一磨牙、第二磨牙颊面管牵引钩作为颌间三角形牵引的两个作用力点，我们把这种颌间牵引模式叫作正三角形Ⅱ类颌间弹力牵引。

正畸辅弓蛤蟆弓用在这里不是为了打开咬合、矫治深覆𬌗，而是利用其压低、唇展上前牙的力量来对抗由Ⅱ类颌间弹力牵引带来的可能导致上前牙伸长、覆𬌗加深的反作用力，便于Ⅱ类颌间牵引的力量集中于下颌后牙段调整磨牙关系。

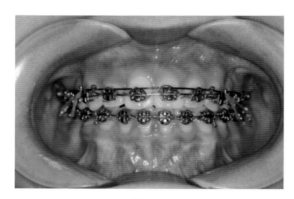

图10-1

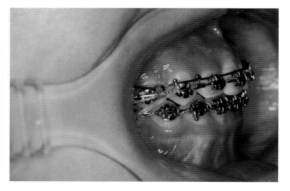

图10-2

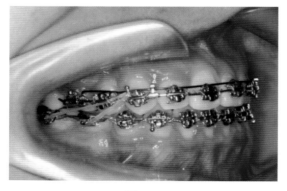

图10-3

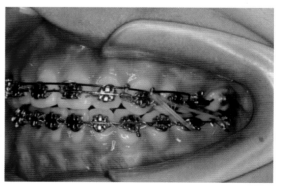

图10-4

复习Ⅱ类颌间弹力牵引调整支抗小结。

Ⅱ类颌间弹力牵引的作用（图10-5、图10-6）：

①远中移动上牙。

②近中移动下牙。

③前移下颌。

④对上颌有轻微的整形作用，影响其向前生长。

⑤下磨牙升高。

⑥上切牙伸长。

⑦ 殆平面和下颌平面顺时针旋转。

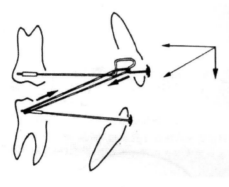

图10-5

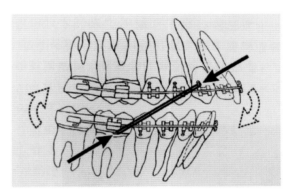

图10-6

Chapter 11 第十一章

弯制蛤蟆弓容易出现的问题

问题1：蛤蟆弓前倾弯、后倾弯整个曲线弯反了

蛤蟆弓曲线如同摇椅弓，弯制的曲弧方向反了（角弓反张），打开咬合压低下前牙的前倾弯，弯的曲度朝上了，起不到压低前牙的作用，也不便于结扎固定（图11-1、图11-2）。

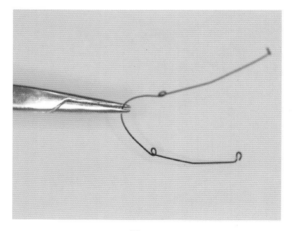

图11-1

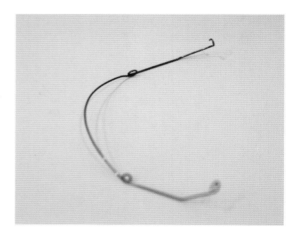

图11-2

问题2：蛤蟆弓弯制的曲线呈波浪状

蛤蟆弓弯制的曲线上半部分即前倾弯正确，下半部分即大腿与小腿之间的弯折方向反了（腿断了），蛤蟆弓曲一正一反呈波浪状（图11-3、图11-4）。

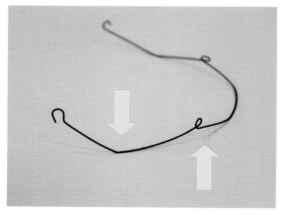

图11-3

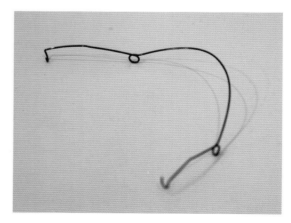

图11-4

问题3：蛤蟆弓没有嘴巴（没有弯制前倾弯）

这2个蛤蟆弓都没有弯制前倾弯，蛤蟆嘴（前倾弯）是压低下前牙、打开咬合的主要功能曲，不可缺少（图11-5、图11-6）。

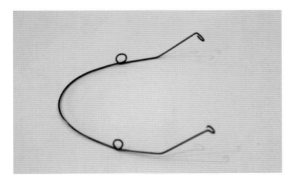

图11-5

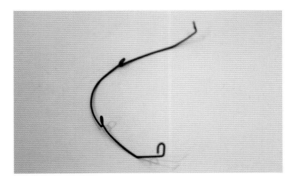

图11-6

问题4：蛤蟆弓弓形不规则与牙弓弓形不一致

蛤蟆弓弯制完毕的弓形应该与患者的牙弓形状一致，与正畸主弓丝协同实施矫治力（图11-7、图11-8）。

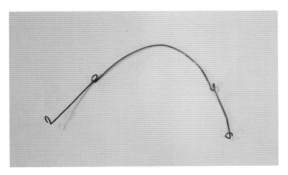

图11-7

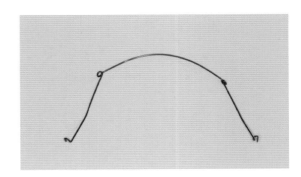

图11-8

蛤蟆弓两侧弓形不对称且弯制的弧度都不在一个平面上。下图弯制的蛤蟆弓脚内翻，这些会影响蛤蟆弓的就位和作用的发挥（图11-9、图11-10）。

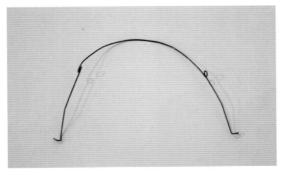

图11-9

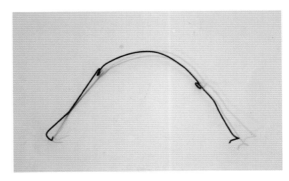

图11-10

问题5：蛤蟆的眼睛（圈簧）横着放置，即2个圈簧比目鱼式排列

图11-11蛤蟆的眼睛（圈簧）横着放置，即2个圈簧比目鱼式排列，如同主弓丝上弯制的水平小圈曲。图11-12蛤蟆弓圈簧开叉不密贴。这些问题涉及圈簧的功能，会直接影响蛤蟆弓功能的发挥。

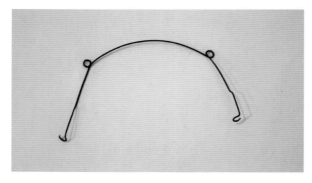

图11-11

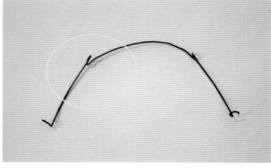

图11-12

问题6：蛤蟆弓的眼睛（圈簧）大小不一致

蛤蟆眼睛（圈簧）一个大，一个小。主要是使用细丝钳弯制，细丝钳圆喙与澳丝接触点不在一个高度上，应采用Kim钳弯制蛤蟆弓的眼睛（圈簧）（图11-13、图11-14）。

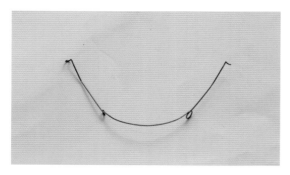

图11-13

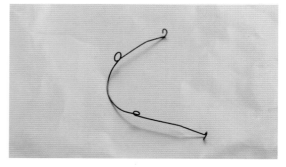

图11-14

问题7：蛤蟆弓腿太短

蛤蟆嘴（前倾弯）与蛤蟆腿长度太不协调，蛤蟆腿太短。短腿蛤蟆弓的挂钩应尽量靠近磨牙颊面管的位置弯制，这样设计的蛤蟆腿就会相对长一些（图11-15、图11-16）。

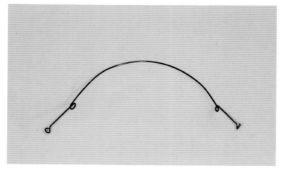

图11-15

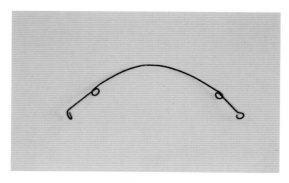

图11-16

问题8：两个蛤蟆腿弯在蛤蟆眼（圈簧）的内侧

两个蛤蟆腿均弯在蛤蟆眼（圈簧）的内侧，记住牙弓尖牙的排列应稍稍朝外一点，标准方丝上有外展弯，蛤蟆腿应摆在蛤蟆眼（圈簧）的外侧（图11-17、图11-18）。

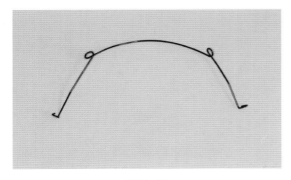

图11-17

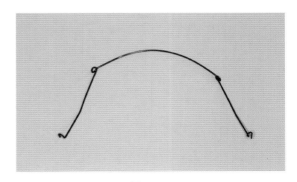

图11-18

问题9：蛤蟆腿一个在圈簧的外侧，另一个却在圈簧的内侧

蛤蟆弓的弓形对称协调非常重要，两侧的蛤蟆腿均应在圈簧的外侧（图11-19、图11-20）。

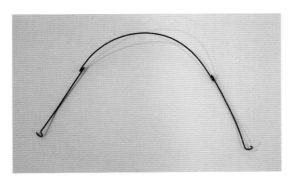

图11-19

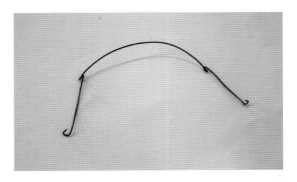

图11-20

问题10：蛤蟆腿长短不一致

两侧蛤蟆腿长短不一致，一边长、一边短（图11-21、图11-22）。出现问题的原因分析为矫治器两边托槽不对称，一边第二磨牙纳入矫治体系，另一边只有第一磨牙。根据木桶原理，如果第二磨牙不能上颊面管，两边蛤蟆腿只设计到第一磨牙。

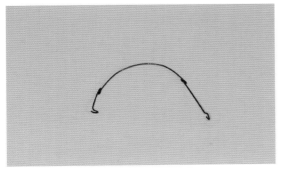

图11-21

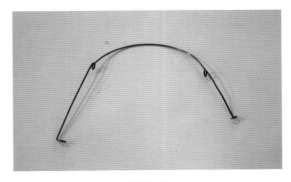

图11-22

问题11：蛤蟆脚内翻（挂钩内翻）

蛤蟆脚（挂钩）内翻，这样弯制出来的蛤蟆弓如何结扎固定呢？蛤蟆弓挂钩应朝外弯制（图11-23、图11-24）。

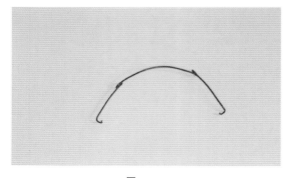

图11-23

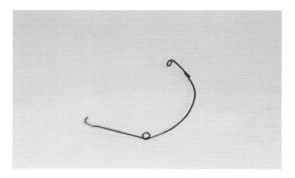

图11-24

问题12：蛤蟆脚外翻（挂钩倾斜）

蛤蟆脚（挂钩）外翻影响蛤蟆弓的就位固定和发力（图11-25、图11-26）。发现这个问题，应及时用两把正畸钳子调整垂直位后结扎。

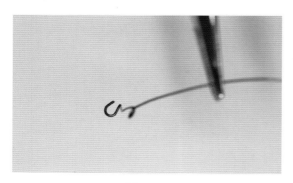

图11-25

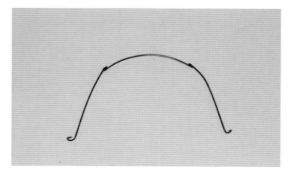

图11-26

问题13：蛤蟆脚没有脚趾（挂钩口封闭成环圈）

蛤蟆弓钩口封闭成环圈，这样的弯制如何挂在正畸主弓丝上呢？应立即用细丝钳调整为正常形状的蛤蟆脚（挂钩）（图11-27、图11-28）。

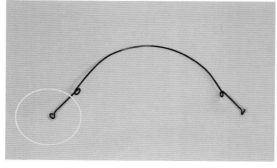

图11-27

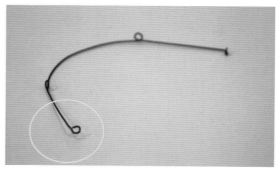

图11-28

问题14：蛤蟆脚（挂钩）一个朝上，一个朝下

蛤蟆脚（挂钩）一个朝上，一个朝下（图11-29、图11-30），临床不能使用，必须调整为与蛤蟆眼（圈簧）曲突在同一个方向的挂钩。

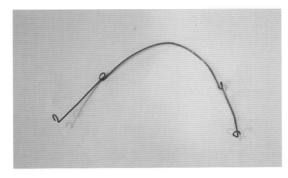

图11-29

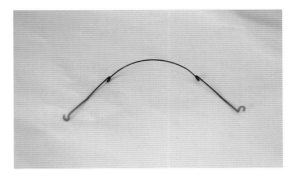

图11-30

问题15：蛤蟆脚（挂钩）叉开挂钩成岔口

蛤蟆脚的开口处应小于钩突的宽度，这样挂钩不易脱落，也不容易刮伤患者的口腔软组织（图11-31、图11-32）。

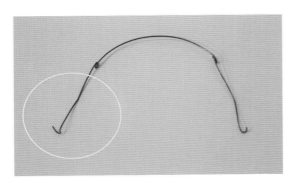

图11-31

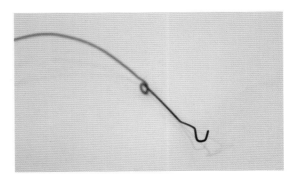

图11-32

【正确弯制蛤蟆弓要点】

1. 蛤蟆嘴

应该与患者前牙弓弧度一致，左右对称。吊线检查其曲线高低应在一个平面上。

弯制蛤蟆嘴（前倾弯）后应该对照弓形图进行检查。

蛤蟆嘴实际上是弓丝的前倾弯，用细丝钳圆喙支撑蛤蟆弓的蛤蟆眼（圈簧），向下弯折30°～40°而成。

2. 蛤蟆眼（圈簧）

蛤蟆眼（圈簧）大小不一，主要是用细丝钳弯制的原因。应该使用Kim钳，就不会出现这样的情况。使用Kim钳弯制蛤蟆眼（圈簧），弯制出的蛤蟆眼（圈簧）相对比较大，规格一致。这样可以插入正畸主弓丝的内侧，起到被主弓丝卡住的作用，不易滑脱和摆动。

重要的是，蛤蟆眼（圈簧）的弹力垂直作用于前牙，打开咬合的效果更好。

蛤蟆眼（圈簧）倾斜也是问题之一，应该是直立的，否则影响蛤蟆弓就位和施力。

3. 蛤蟆腿

如果装配的固定矫治器只到第一磨牙，那么蛤蟆弓只有一个前倾弯，即短腿蛤蟆弓。

装配的固定矫治器涉及第二磨牙，一般情况下则在第二前磨牙、第一磨牙之间弯折一个突向骀方的15°～20°的曲（与蛤蟆嘴在同一条弧线上），形成蛤蟆弓的第二个弯折，即我们常说的蛤蟆小腿。

这样的弯折加大了蛤蟆弓的整个曲度，有利于增加蛤蟆弓的弹性，有利于前牙的压低和前磨牙的升高，对矫治深覆骀极为有利。

4. 蛤蟆脚（挂钩）

蛤蟆弓的挂钩，我们习惯采用"倒挂金钩"的模式，即钩口朝外，倒挂在主弓丝上。这样的处理，挂钩固位牢靠，不易脱落。但发现有的学员弯制的挂钩朝内弯折，更为不解的是有些学员弯的挂钩封闭起来，成了一个环圈，不知道他如何能将蛤蟆弓挂在正畸主弓丝上去。

还有的学员弯制的挂钩不是垂直的，而是倾斜的，这样不利于操作。即使将蛤蟆弓勉强挂上去也不稳定，甚至容易脱落。

发现这个问题也不必太着急，在安放蛤蟆弓之前，术者可以使用两把钳子，一把钳子夹住蛤蟆弓的腿，另一把钳子夹住脚（挂钩）进行调整。

Chapter 12 第十二章

蛤蟆弓短腿变长腿策略

蛤蟆弓短腿变长腿的应变策略

　　蛤蟆弓实施矫治力的功力大小主要表现在蛤蟆弓的大小腿上，正畸临床上应该尽量使用长腿蛤蟆弓。但是，有些病例第二磨牙未萌出或者萌出不全，磨牙牙冠暴露的位置不够颊面管粘接的情况下，我们以往只能使用短腿蛤蟆弓，即挂钩挂在第一磨牙颊面管近中主弓丝上，也没法弯制后倾弯，故也就没有蛤蟆弓的大腿与小腿的区分了。

　　近些时日来，我们针对这种情况做了积极改进，即尽量将蛤蟆弓的腿变长，并弯制了后倾弯，使之有了大腿与小腿。具体做法是将第一磨牙颊面管的近中端的蛤蟆脚（挂钩）向远中延伸到磨牙颊面管的远中端，约7mm长。为了固位牢靠，我们将蛤蟆脚（挂钩）改制成小圈。通过0.25mm结扎丝将蛤蟆脚（挂钩）部位小圈结扎固定在第一磨牙颊面管的远中处。

　　注意蛤蟆脚（挂钩）处的小圈与蛤蟆眼（圈簧）呈相反的方向，并且正畸主弓丝末端应该在第一磨牙颊面管远中保持2～3mm的长度，以便卡抱住蛤蟆脚（挂钩）处的小圈（图12-1-1、图12-1-2）。

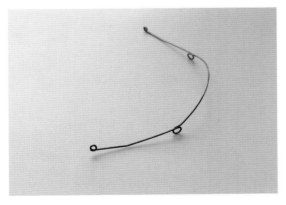

图12-1-1

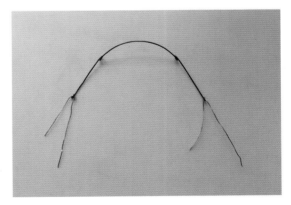

图12-1-2

　　也有的病例一侧的第二磨牙牙冠可以粘接颊面管，另一侧第二磨牙萌出不全，这时我们可以在粘颊面管的一侧弯制蛤蟆脚（挂钩）的挂钩，另一侧弯制蛤蟆脚（挂钩）的小圈（图12-1-3、图12-1-4）。

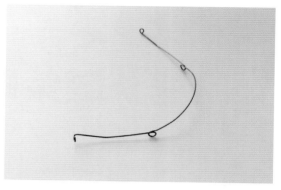

图12-1-3

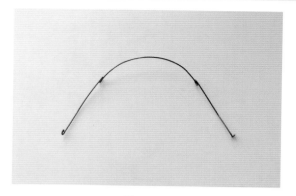

图12-1-4

【临床应用案例】

　　这是一位36岁的前牙深覆殆女性患者。该患者下颌采用蛤蟆弓短腿变长腿的应变策略，蛤蟆弓一侧弯制挂钩的蛤蟆脚（挂钩），另一侧弯制小圈的蛤蟆脚（挂钩）（图12-1-5~图12-1-7）。

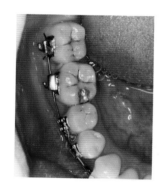

图12-1-5

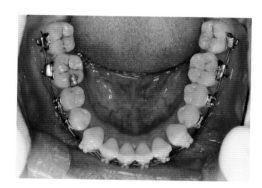

图12-1-6

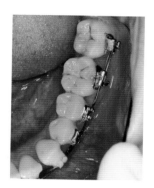

图12-1-7

第二节　蛤蟆弓短腿变长腿的弯制步骤（牙模演示）

　　1. 取一根0.018in澳丝，比照牙模在下颌牙列两侧尖牙与第一前磨牙之间画线做标记点（图12-2-1、图12-2-2）。

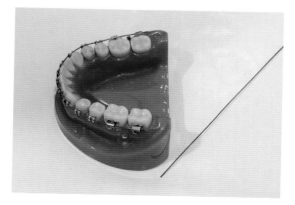

图12-2-1

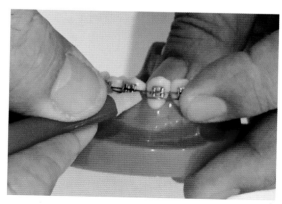

图12-2-2

2. 澳丝在牙弓两侧第二磨牙的远中预留的长度各约10mm，使用Kim钳夹住一侧弓丝标记点（图12-2-3、图12-2-4）。

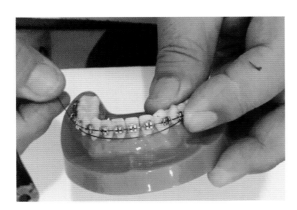

图12-2-3

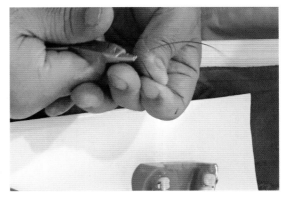

图12-2-4

3. 弯制蛤蟆眼（圈簧），调整弓形，将蛤蟆眼（圈簧）置入尖牙与第一前磨牙之间，分别在两侧第二磨牙颊面管远中弓丝上做标记点（图12-2-5～图12-2-8）。

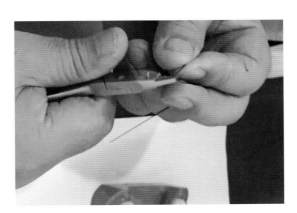

图12-2-5

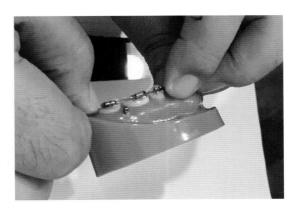

图12-2-6

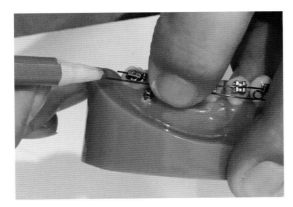

图12-2-7

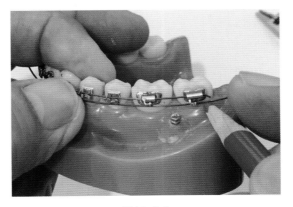

图12-2-8

4. 在澳丝标记点游离端5mm处截段弓丝，注意弓丝末端在第二磨牙颊面管的远中（图12-2-9、图12-2-10）。

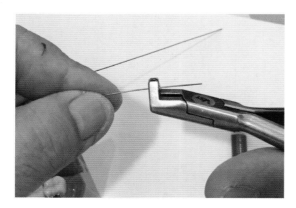

图12-2-9

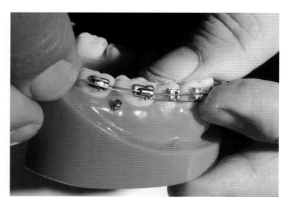

图12-2-10

5. 用细丝钳夹住弓丝末端，手指推压弓丝沿圆喙转动弯制小圈，这个小圈是结扎固定用的小圈［相当于常规长腿蛤蟆弓的蛤蟆脚（挂钩）］。注意小圈弯制的方向与蛤蟆眼（圈簧）的部位正相反，即蛤蟆眼（圈簧）方向朝上，而结扎小圈的方向朝下（图12-2-11～图12-2-14）。

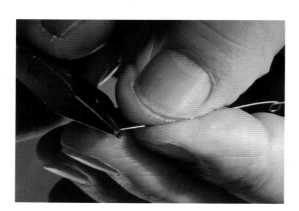

图12-2-11

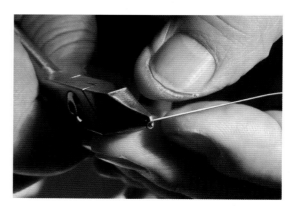

图12-2-12

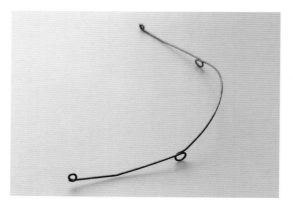

图12-2-13

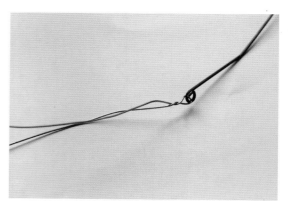

图12-2-14

6. 使用两根0.25mm结扎丝，分别穿过蛤蟆弓两侧末端小圈，将其置于正畸主弓丝牙列托槽龈方，前方4颗切牙按常规蛤蟆弓的结扎固定方式结扎（图12-2-15、图12-2-16）。

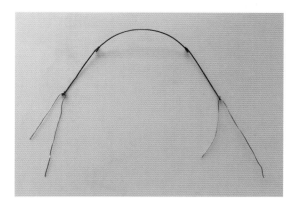
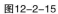

图12-2-15

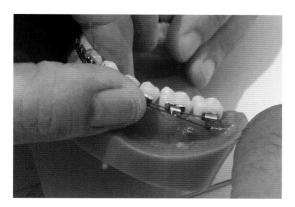

图12-2-16

7. 蛤蟆弓末端的小圈置入第二磨牙颊面管的远中，通过结扎丝将其结扎固定在颊面管正畸主弓丝内侧（图12-2-17~图12-2-20）。

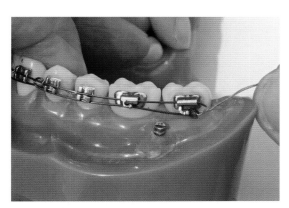

图12-2-17

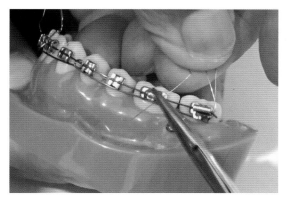

图12-2-18

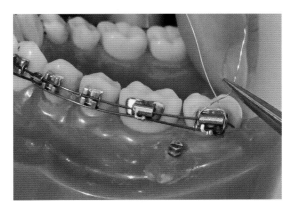

图12-2-19

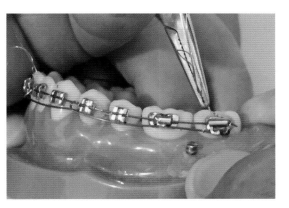

图12-2-20

8. 在打结拧紧后的弓丝末端3mm处剪断，将其塞入主弓丝内侧，完成蛤蟆弓短腿变长腿小圈脚的结扎装配（图12-2-21、图12-2-22）。

另一侧蛤蟆弓短腿变长腿小圈脚的结扎方式按同样步骤完成。

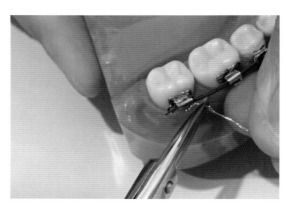

图12-2-21

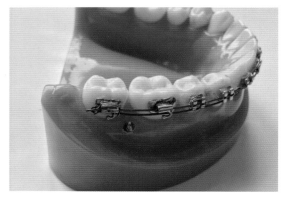

图12-2-22

【临床应用案例】

该患者下颌第二磨牙未萌出，采用蛤蟆弓短腿变长腿弯制策略，在第一磨牙颊面管远中弯制小圈脚（代替挂钩），蛤蟆弓小圈脚的结扎方式如图12-2-23、图12-2-24。

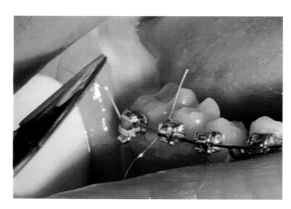

图12-2-23

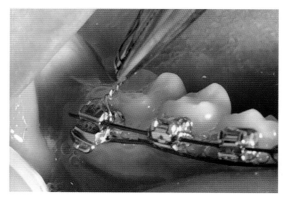

图12-2-24

Chapter 13 第十三章

蛤蟆弓技术临床应用要点

1. 蛤蟆弓两边的腿要一样长，不能弯成一边长、一边短，形成腿部残疾（腿脚不便的人和正常人比赛不可能跑得快）。

2. 蛤蟆弓的腿越长，相对来说实施矫治力的功力越强，发挥的矫治效果越好。从长腿蛤蟆弓的结构特征来看，除了前倾弯外，还设置了后倾弯，即构成大腿与小腿，比单一短腿蛤蟆弓的弹跳功力强大。正畸临床上，恒牙初期患者，第二磨牙没有萌出或萌出不全病例，没有办法将第二磨牙纳入矫治器系统，应该尽可能设计弯制长腿蛤蟆弓，采用短腿变长腿处理策略。

3. 蛤蟆眼（圈簧）应垂直于𬌗平面，置放于正畸主弓丝的内侧，这是蛤蟆弓的动力储能单位，不要让蛤蟆眼（圈簧）滑出主弓丝的外侧，更不要使蛤蟆眼（圈簧）位置偏斜。蛤蟆眼（圈簧）常规采用Kim钳弯制，其一，用Kim钳弯制的蛤蟆眼（圈簧）规范，左右蛤蟆眼（圈簧）弯制成形的大小一致，并且较细丝钳弯制的圈圈大，便于卡在主弓丝的内侧；其二，两侧蛤蟆眼（圈簧）的圈环一般大（等圆），蛤蟆眼（圈簧）发挥的弹簧功能等值，实施的矫治力步调一致。

4. 使用蛤蟆弓矫治深覆𬌗时，应常规在后牙段配合使用颌间弹力牵引（跷跷板原理）；使用蛤蟆弓矫治前牙开𬌗时，除了反扎蛤蟆弓外，应常规在前牙段配合使用交臂颌间三角形弹力牵引。

5. 使用蛤蟆弓矫治前牙反𬌗时，蛤蟆脚（挂钩）应紧抵上颌第二磨牙颊面管近中端开口，蛤蟆嘴（前倾弯）稍长于现有牙弓长度3～5mm，这样扎入后，实施唇展上前牙矫治力，同时配合Ⅲ类颌间弹力牵引，达到矫治前牙反𬌗的作用。若上颌第二磨牙没有萌出或萌出不全病例，没有办法将第二磨牙纳入矫治器系统，则采用短腿蛤蟆弓技术，蛤蟆脚（挂钩）应紧抵上颌第一磨牙颊面管近中端开口，蛤蟆嘴稍长于现有牙弓长度3～5mm，其余步骤同第二磨牙使用蛤蟆弓矫治前牙反𬌗技术。

6. 必要时，蛤蟆脚（挂钩）可以稍稍弯制成45°～60°角，使挂钩与正畸主弓丝的接触点处于代偿梯的中心，有利于蛤蟆弓固位的稳定性和增加患者的舒适度。

7. 临床使用蛤蟆弓技术采用标准配置，即常规状态下，正畸主弓丝采用0.018in澳丝弯制，蛤蟆弓也采用0.018in澳丝制作。对于深覆𬌗病例，为了便于临床上更好地发挥蛤蟆弓打开咬合的效能，正畸主弓丝澳丝弯制成摇椅弓，形成以蛤蟆弓打开咬合为主、摇椅弓协助为辅的力学体系（图13-1、图13-2）。

名词解释：代偿梯

方丝弓的第二序列弯曲，常常设置在磨牙段弯制连续多个后倾弯（支抗曲）。为了避免升高或压低牙齿，各弯曲段的中心点均应该在同一水平面上。这意味着一个弯曲与另一个弯曲之间必须要有一个反向走行的"代偿梯"（磨牙段弓丝略长一点，代偿梯也应该略长一点）（图13-3、图13-4）。

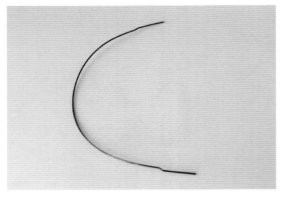

图13-1　摇椅弓

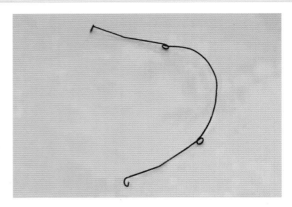

图13-2　长腿蛤蟆弓

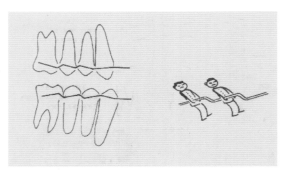

图13-3

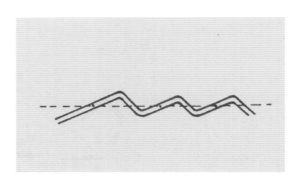

图13-4

现在笔者给部分患者的蛤蟆脚（挂钩）稍做了改良设计，将挂钩近中端弯制成约60°角，这样一来，蛤蟆脚（挂钩）在正畸主弓丝的部位相当于代偿梯的中心，有利于蛤蟆弓固位的稳定性和增加患者的舒适度（图13-5、图13-6）。

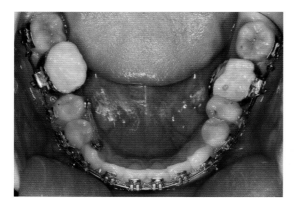

图13-5

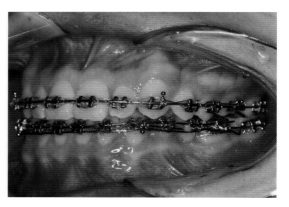

图13-6

Chapter 14 第十四章

蛤蟆弓矫治深覆殆案例

这是一位成年女性错殆畸形患者，就诊年龄25岁（图14-1-1～图14-1-4）。我们使用了活动翼托槽进行矫治，拔除了4颗第一前磨牙，牙齿排齐关闭缝隙后，覆殆明显加深，此阶段已经是精细调整咬合阶段，如何改变她的深覆殆问题呢？

首先简单介绍一下活动翼托槽的特点：活动翼矫治器的主要特征性结构是能够开大与合小的活动翼托槽。该托槽的槽沟也是由基底和切龈两侧翼的垂直壁组成。但其中一侧翼具有活动功能，另一侧翼与托槽底座相连为固定部分。在托槽固定部分的底座双侧设置有滑动槽，活动翼部分有与之相吻合的滑动栓。

这样设计的好处在于托槽活动部分可以依赖滑动栓槽方便地进行滑动及拆卸，从而改变托槽槽沟的大小，即变更托槽槽沟的宽窄。当我们将托槽活动翼部分完全展开时，托槽槽沟的宽度可以达到0.08in（2.0mm）。当将托槽活动翼部分合紧靠拢时，托槽槽沟的宽度可减小到0.018in（0.46mm），如果将托槽活动翼完全合紧靠拢时，托槽槽沟的宽度则为0。

活动翼矫治器的托槽设计有单翼结扎托槽和双翼结扎托槽两种类型。本病例中使用的是单翼托槽。其托槽槽沟底面与沟壁成90°，无预成角度，托槽槽沟深度为0.028in（0.7mm）。

从该患者初上蛤蟆弓的第一组图片（图14-1-5～图14-1-10）显示，患者上下牙列基本整平，拔牙间隙已基本关闭，上下前牙段深覆殆Ⅱ度，上颌使用了由0.018in×0.025in的不锈钢方丝弯制的T形曲做稳定弓丝；下颌主弓丝为0.018in的澳丝后牙段弯制摇椅曲；加用0.018in澳丝弯制的前牙压低辅弓——蛤蟆弓，蛤蟆弓前牙段弓丝未结扎前基本位于前庭沟底处，用0.25mm的结扎丝与托槽进行结扎，结扎4颗下切牙，其余牙如有需要可进行间隔选扎，保持蛤蟆弓稳定即可；同时用1/4in橡皮圈进行颌间Ⅱ类牵引，可谓打开咬合的经典四部曲。

第二组图片（图14-1-11～图14-1-20）为患者1个月后复诊的情况，不难看出，深覆殆有明显改善，为了巩固效果，可以对蛤蟆弓进行调整后重扎。

第三组图片（图14-1-21～图14-1-30）为患者使用蛤蟆弓矫治3个月后的情况，覆殆、覆盖均已达到正常，效果明显。

使用蛤蟆弓短短3个月即达到了我们预期的矫治效果，可谓立竿见影，通常下颌第二磨牙纳入矫治系统，蛤蟆弓的末端挂钩设置在第一和第二磨牙之间，这时在第一和第二前磨牙之间弯制15°～20°的后倾弯，即两个弯曲构成蛤蟆弓的大腿和小腿。加大了蛤蟆弓的曲度，增加了压低前牙、升高后牙的功能。

【矫治阶段】

1. 初上蛤蟆弓（2012-12-03）

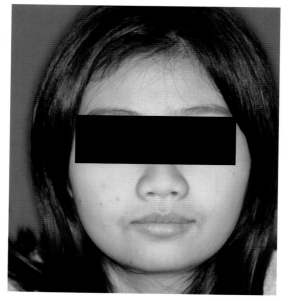

图14-1-1

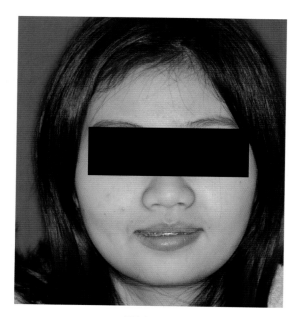

图14-1-2

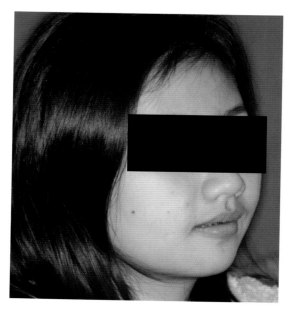

图14-1-3

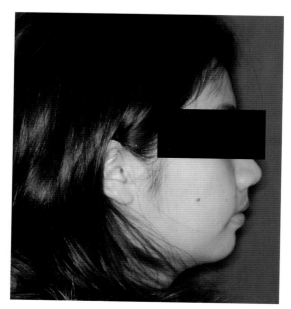

图14-1-4

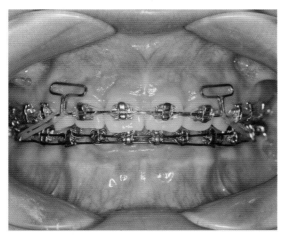

图14-1-5

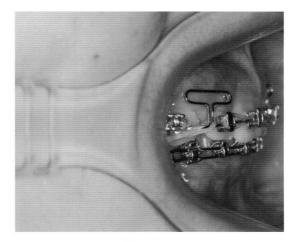

图14-1-6

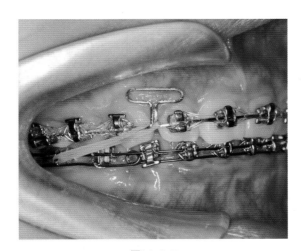

图14-1-7

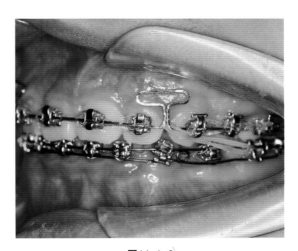

图14-1-8

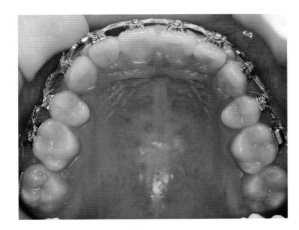

图14-1-9

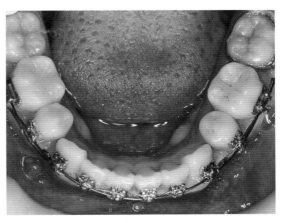

图14-1-10

2. 矫治阶段（2013-01-07）

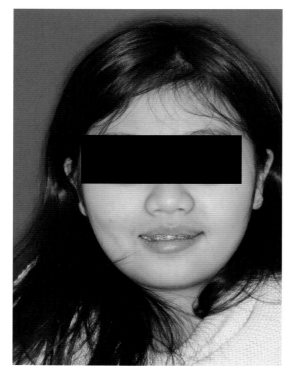

图14-1-11

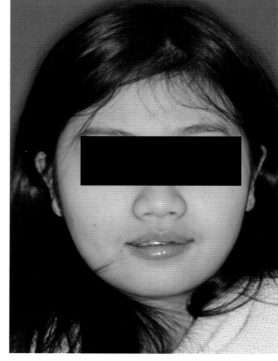

图14-1-12

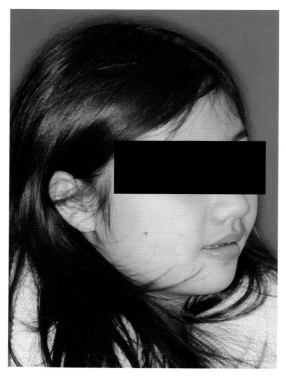

图14-1-13

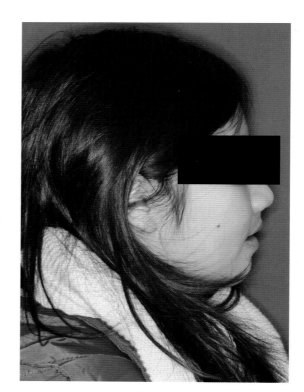

图14-1-14

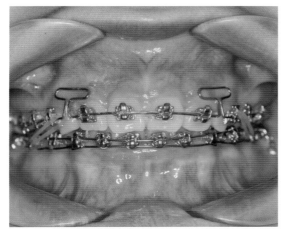

图14-1-15

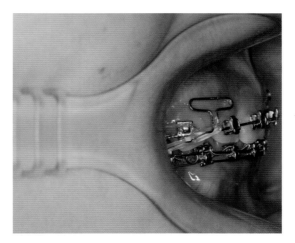

图14-1-16

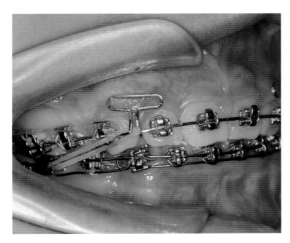

图14-1-17

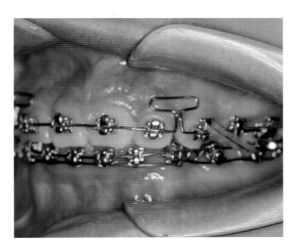

图14-1-18

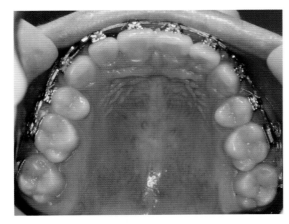

图14-1-19

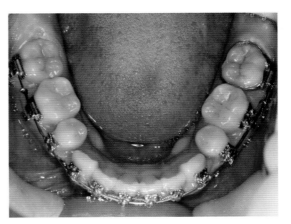

图14-1-20

3. 矫治阶段（2013-04-01）

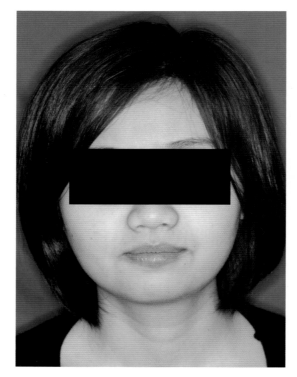

图14-1-21

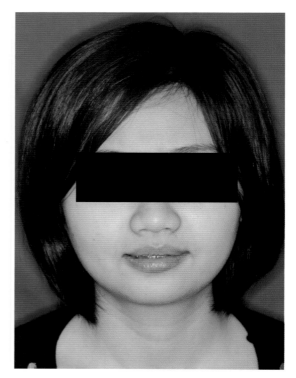

图14-1-22

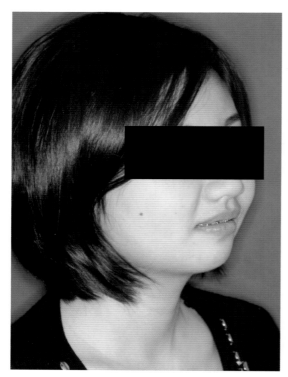

图14-1-23

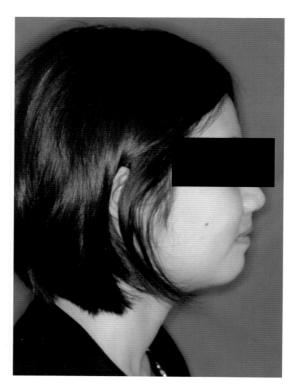

图14-1-24

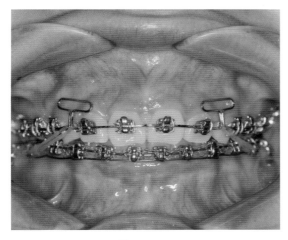

图14-1-25

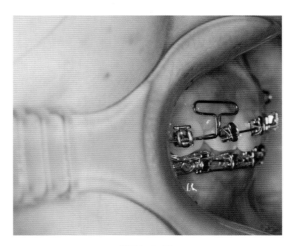

图14-1-26

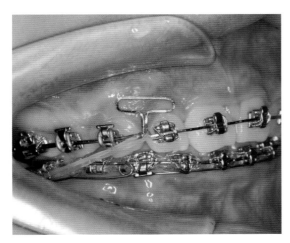

图14-1-27

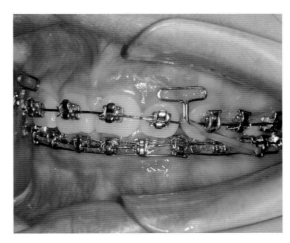

图14-1-28

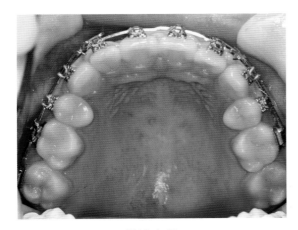

图14-1-29

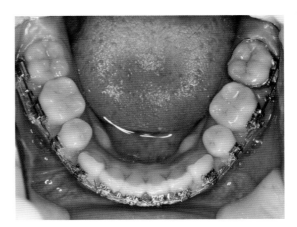

图14-1-30

　　这是一位成年女性患者，就诊年龄26岁。从图中可见牙列已基本排齐，进入到精细调整阶段，但是如何改变她的深覆𬌗问题，让她建立一个正常的覆𬌗覆盖关系呢？

　　此阶段的矫治设计，我们使用了前牙压低弹力辅弓——蛤蟆弓，注意观察以下几组图片患者牙齿咬合的变化。

　　第一组图片为患者面像（图14-2-1～图14-2-4），正面观：左右面型基本对称，面下1/3正常，颏部无明显偏斜，无明显露龈笑。侧面观：上下唇均接触审美E线，颏唇沟略深。

　　患者矫治阶段𬌗像（图14-2-5～图14-2-10），可见患者右侧磨牙尖牙接近中性关系，左侧磨牙尖牙偏远中关系，上颌中线右偏约2mm，UL2、UL3间约1mm间隙，上下前牙深覆盖Ⅱ度，深覆𬌗Ⅱ度，采用非拔牙矫治，使用了活动翼矫治器，上颌主弓丝为0.018in×0.025in不锈钢方丝弯制的T形曲，前牙段正转矩，以抵消颌间正三角形Ⅱ类牵引伸长切牙的垂直分力，并保持上前牙的正常唇倾度，UL5、UL6间颧突钉上拉簧拉至UL3，纠正上中线右偏，下颌主弓丝为0.018in×0.025in不锈钢方丝，配合使用了0.018in澳丝弯制的压低前牙弹力辅弓——蛤蟆弓，辅以颌间Ⅱ类牵引，升高下颌后牙，压低下前牙，矫正深覆𬌗深覆盖。

　　第二组图片为患者戴用蛤蟆弓2个月后复诊的面像和𬌗像（图14-2-11～图14-2-20）。仔细观察不难发现，患者上唇突度减小，颏肌紧张度降低，颏唇沟变浅，上颌中线右偏约1mm，深覆𬌗明显改善，上颌依旧用0.018in×0.025in不锈钢丝作为主弓丝，左上颧突钉换为橡皮链拉至上颌左侧T形曲，纠正中线偏斜，下颌蛤蟆弓调整后重扎，LR3至LL3"∞"形连扎，两侧尖牙至第一磨牙间置拉簧，左侧1/4in橡皮圈挂Ⅱ类颌间牵引，右侧挂Ⅲ类颌间牵引，纠正中线偏斜。

　　第三组图片为患者间隔1个月复诊的面像和𬌗像（图14-2-21～图14-2-30）。可见患者直面型，侧貌良好，深覆𬌗深覆盖明显改善，上下中线基本一致，后牙咬合良好。

　　短短3个月的矫治，即建立了正常的覆𬌗覆盖关系，蛤蟆弓在矫治深覆𬌗方面有独到的优势，首先由澳丝弯制，柔韧性比较好，刚度适中，力量比较温和持久。另外，经过培训学习，正畸医生即可椅旁自行弯制，无须外送加工，方便快捷。

【矫治阶段】

1. 初上蛤蟆弓（2012-12-03）

患者初上蛤蟆弓面像如图14-2-1～图14-2-4。

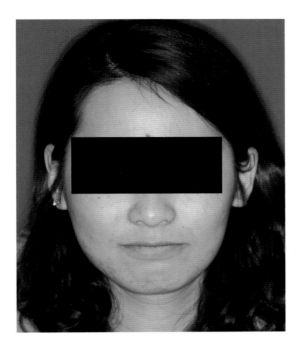

图14-2-1

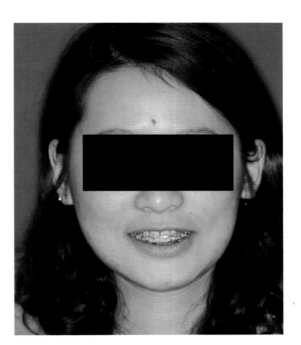

图14-2-2

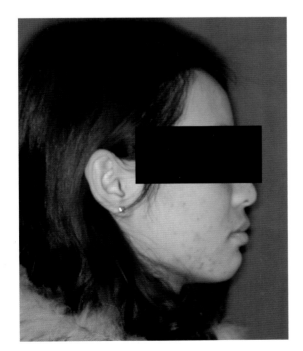

图14-2-3

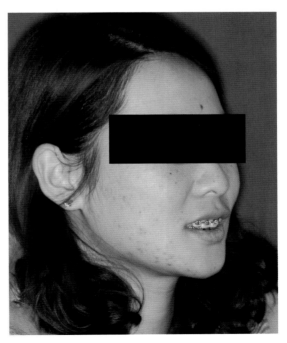

图14-2-4

患者初上蛤蟆弓矫治阶段殆像如图14-2-5～图14-2-10。

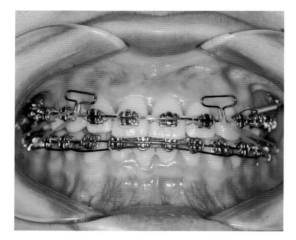

图14-2-5

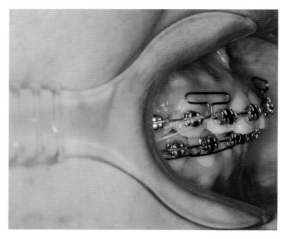

图14-2-6

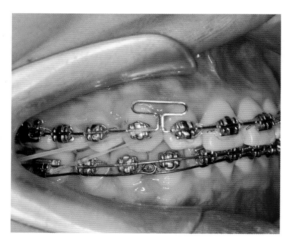

图14-2-7

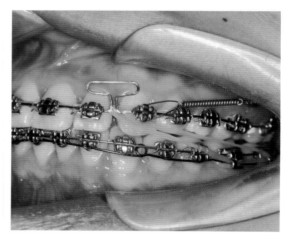

图14-2-8

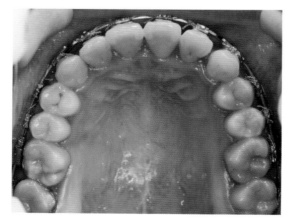

图14-2-9

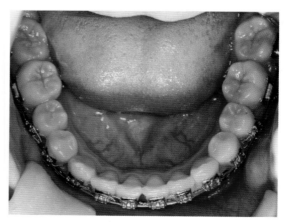

图14-2-10

2. 矫治阶段（2013-01-29）

患者面像如图14-2-11～图14-2-14。

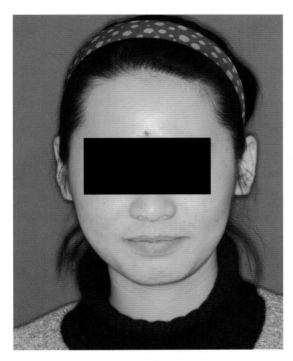

图14-2-11

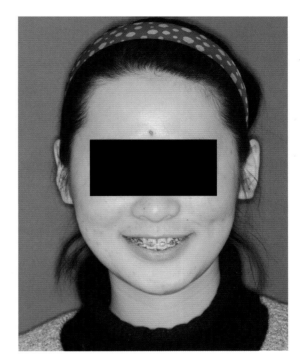

图14-2-12

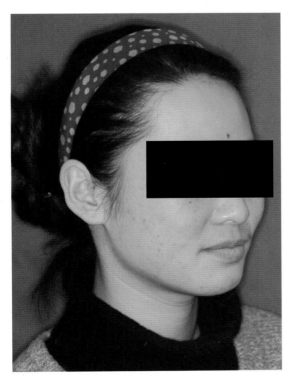

图14-2-13

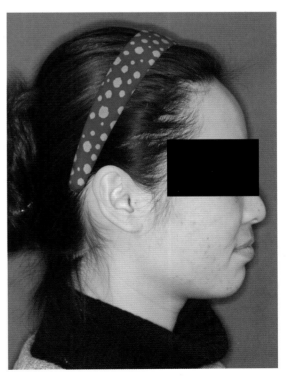

图14-2-14

患者在此矫治阶段𬌗像如图14-2-15～图14-2-20。

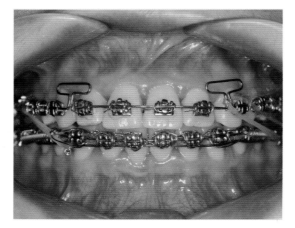

图14-2-15

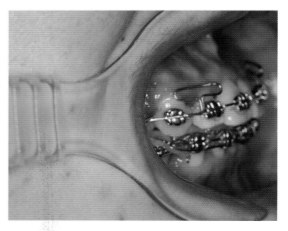

图14-2-16

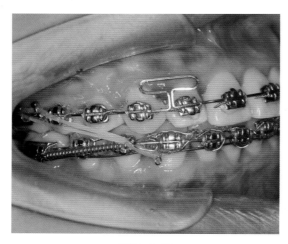

图14-2-17

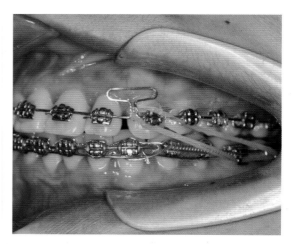

图14-2-18

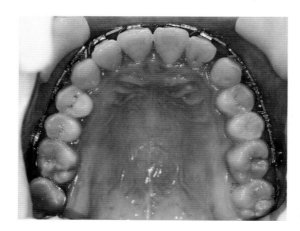

图14-2-19

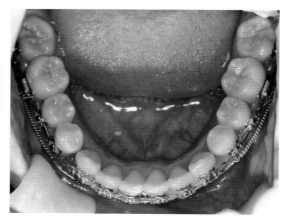

图14-2-20

3. 矫治阶段（2013-03-04）

患者在此矫治阶段面像如图14-2-21~图14-2-24。

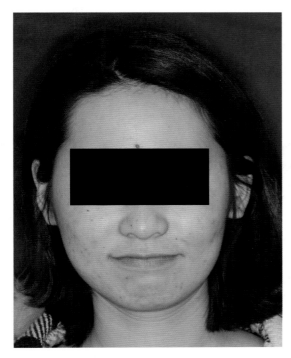

图14-2-21

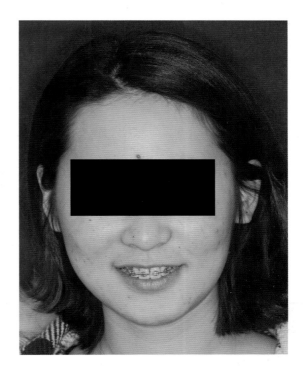

图14-2-22

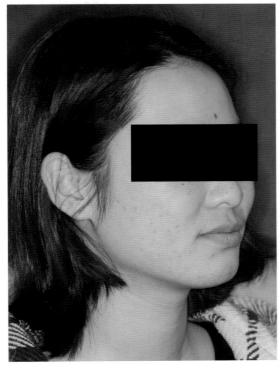

图14-2-23

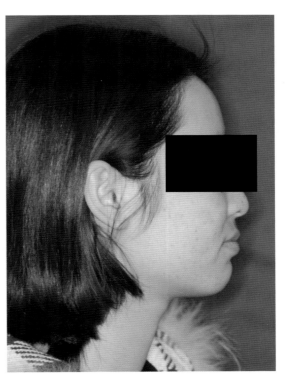

图14-2-24

在此矫治阶段患者𬌗像如图14-2-25 ~图14-2-30。

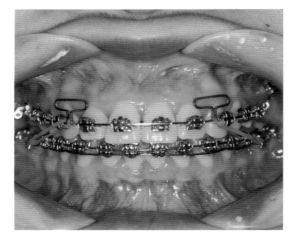

图14-2-25

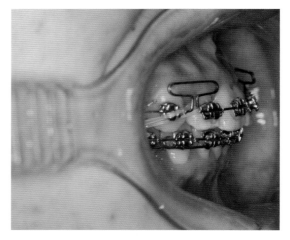

图14-2-26

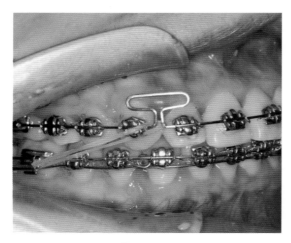

图14-2-27

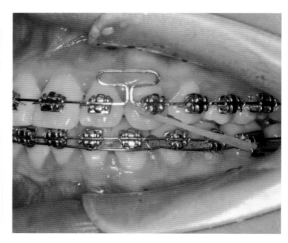

图14-2-28

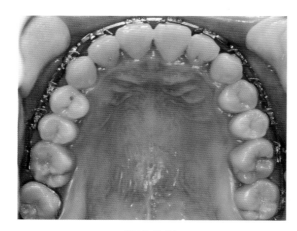

图14-2-29

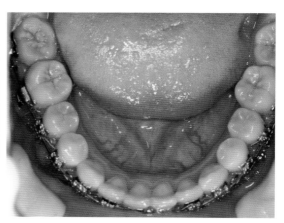

图14-2-30

第三节　单颌应用蛤蟆弓矫治深覆𬌗案例-3

案例基本情况

患者：男性，14岁。

职业：学生。

主诉：要求解决上牙突出问题。

口内检查：全口牙列式上下7——7；上前牙唇倾明显，UR4至UL4各牙均散在间隙1～1.5mm；下牙牙列较齐，Spee氏曲线陡峭，覆𬌗Ⅲ度，覆盖Ⅲ度；左侧磨牙中性关系，右侧磨牙远中关系；无龋齿，无牙形态大小异常现象。TMJ检查正常，呼吸气道通畅，开口型，舌体及其他未发现明显异常。

面部检查：上唇略突出，微笑时上前牙突出唇外，下颌颏部发育良好，颏唇沟较深，面下三等分判断，下三等分较短。

模型分析：上下前牙Bolton指数基本正常。

拍摄全景片显示：4个智齿牙胚均存在，其余牙根及冠根比无异常，侧位片提示：上下颌骨矢状位基本正常，牙性前突（图14-3-1、图14-3-2）。

诊断：①安氏Ⅱ类。

②骨性Ⅰ类。

③均角偏低角。

④Ⅲ度深覆𬌗、Ⅲ度深覆盖。

⑤上前牙唇倾。

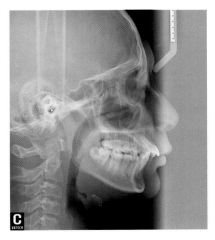

图14-3-1

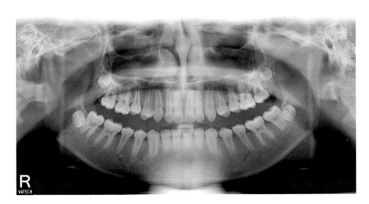

图14-3-2

矫治目标与计划

1. 采取不拔牙矫治计划，安装上下直丝弓矫治器，术中排齐牙列，打开咬合。

2. 内收前牙，配合颌间牵引，建立浅覆盖、浅覆𬌗关系，最终面型得到良好的改善。

3. 精细调整磨牙、尖牙关系，调整中性关系，中线对齐。

术前影像（**图14-3-1**、**图14-3-2**）

术前侧位片、北医分析法（16项）数值如图14-3-3。

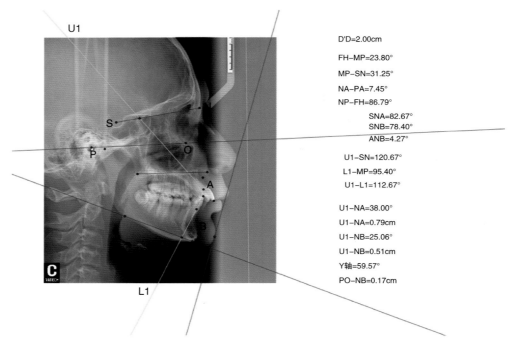

D'D=2.00cm
FH-MP=23.80°
MP-SN=31.25°
NA-PA=7.45°
NP-FH=86.79°
SNA=82.67°
SNB=78.40°
ANB=4.27°
U1-SN=120.67°
L1-MP=95.40°
U1-L1=112.67°
U1-NA=38.00°
U1-NA=0.79cm
U1-NB=25.06°
U1-NB=0.51cm
Y轴=59.57°
PO-NB=0.17cm

注：U1通过上中切牙长轴呈一条直线
L1通过下中切牙长轴呈一条直线

图14-3-3

初诊术前模型图（2017-02-09）如图14-3-4～图14-3-9。

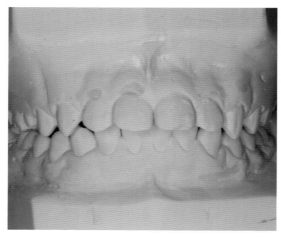

图14-3-4

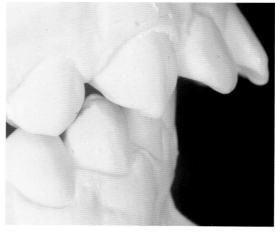

图14-3-5

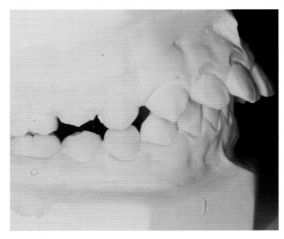

图14-3-6

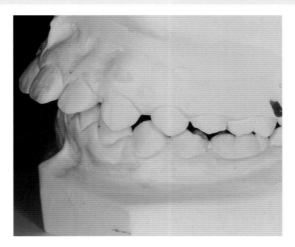

图14-3-7

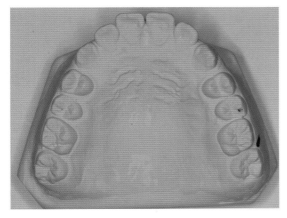

图14-3-8

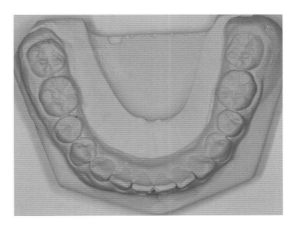

图14-3-9

初诊拍摄患者的正面像、侧面像以及45°侧面像（2017-02-09）如图14-3-10～图14-3-13。

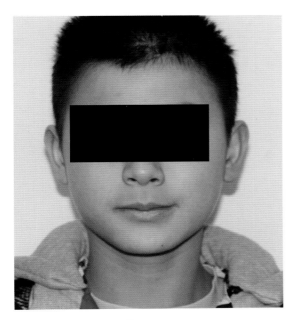

图14-3-10

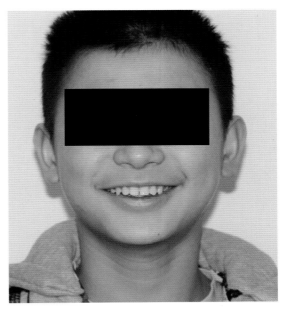

图14-3-11

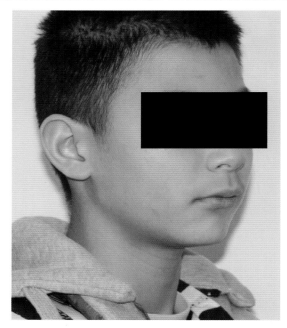
图14-3-12

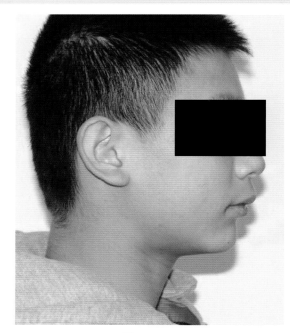
图14-3-13

【矫治阶段】（**2017-02-09**）

1. 初戴矫治器，如图14-3-14～图14-3-19。

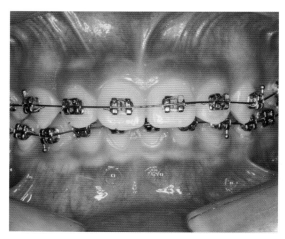
图14-3-14

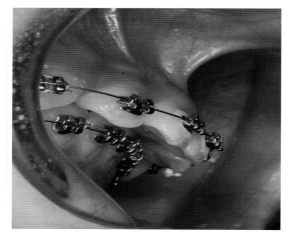
图14-3-15

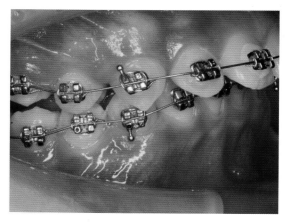
图14-3-16

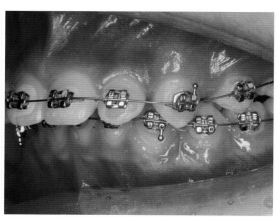
图14-3-17

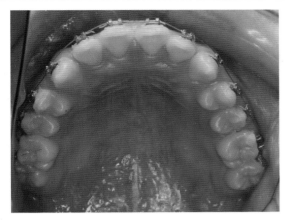

图14-3-18

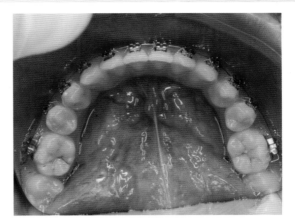

图14-3-19

2. 初上蛤蟆弓（2017-05-08）

打开咬合，并配合颌内颌间牵引（图14-3-20～图14-3-25）。

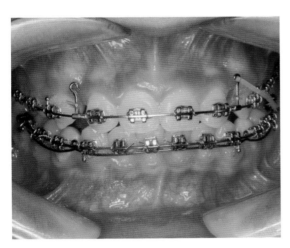

图14-3-20

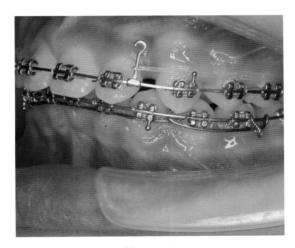

图14-3-21

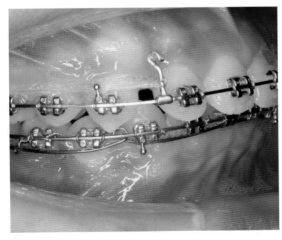

图14-3-22

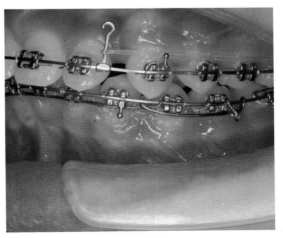

图14-3-23

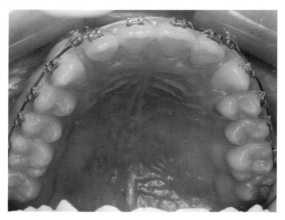

图14-3-24

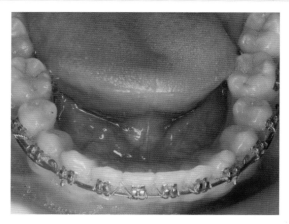

图14-3-25

3. 关闭剩余间隙（2017-06-30）

复查：前牙咬合打开，呈浅覆𬌗、浅覆盖关系（图14-3-26～图14-3-31）。

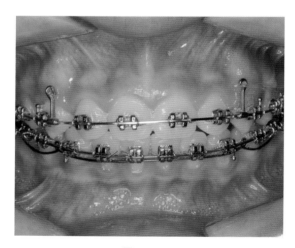

图14-3-26

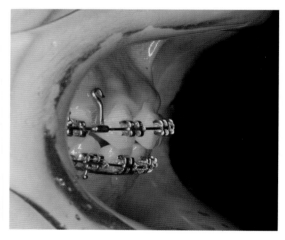

图14-3-27

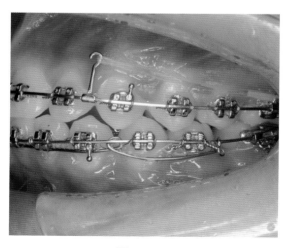

图14-3-28

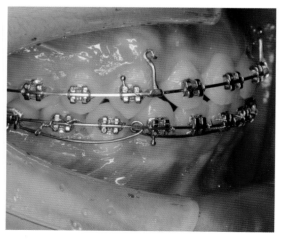

图14-3-29

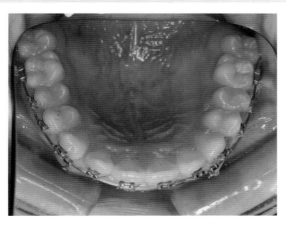

图14-3-30

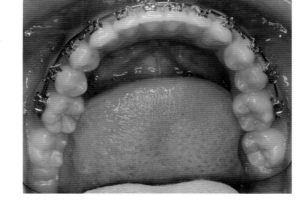

图14-3-31

复诊处置：继续颌内水平牵引，关闭剩余间隙（图14-3-32～图14-3-34）。

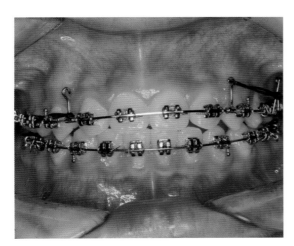

图14-3-32

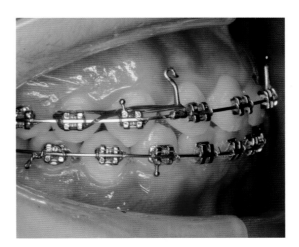

图14-3-33

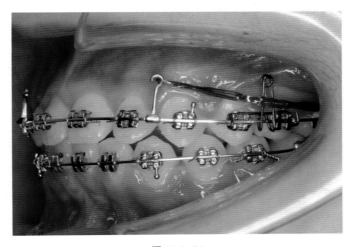

图14-3-34

4. 精细调整阶段（2017-07-30）

复诊：上下中线对齐，双侧尖牙、磨牙关系中性，覆𬌗覆盖浅（图14-3-35～图14-3-40）。

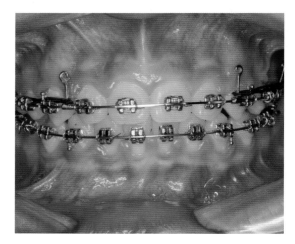

图14-3-35

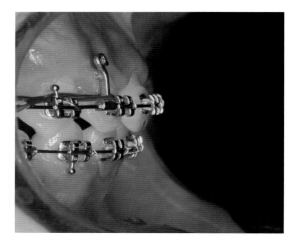

图14-3-36

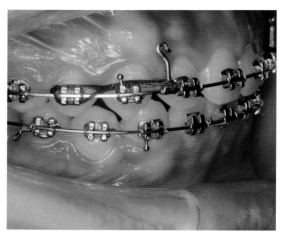

图14-3-37

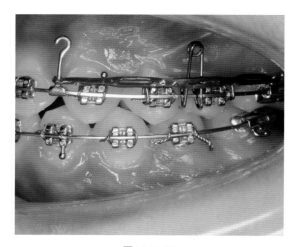

图14-3-38

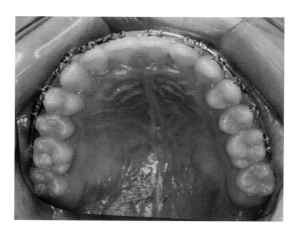

图14-3-39

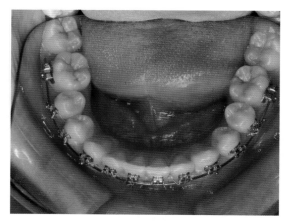

图14-3-40

5. 保持阶段（2017-08-30）

保持稳定1个月后，我们拆除了矫治器（图14-3-41~图14-3-46）。

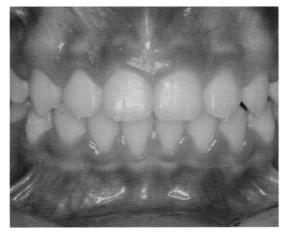

图14-3-41

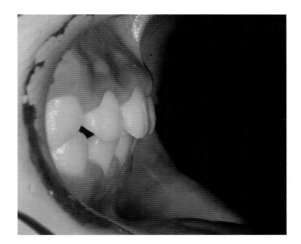

图14-3-42

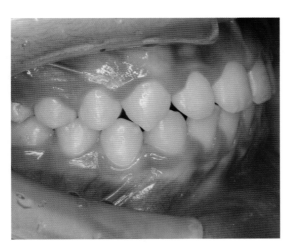

图14-3-43

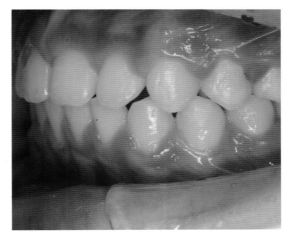

图14-3-44

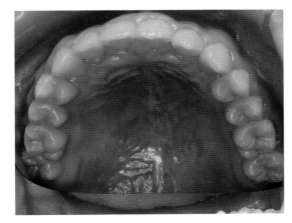

图14-3-45

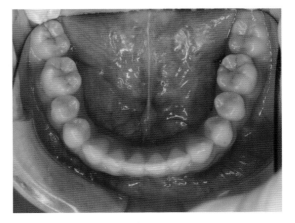

图14-3-46

术后正面像、侧面像及45°侧面像（2017-08-31）如图14-3-47～图14-3-50。

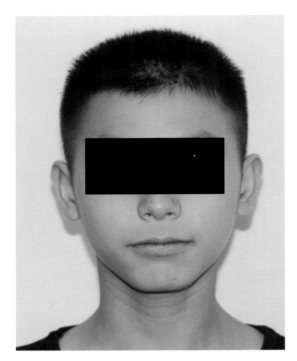

图14-3-47

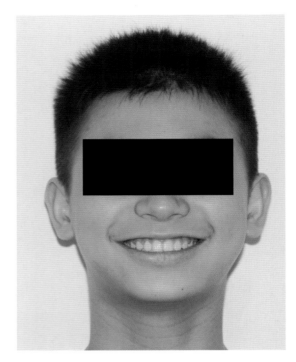

图14-3-48

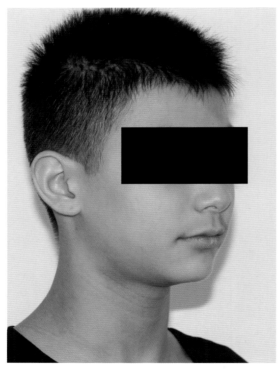

图14-3-49

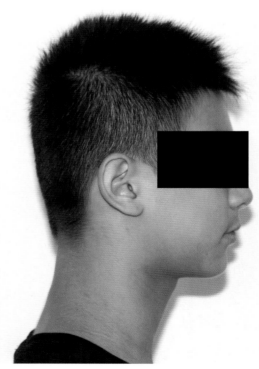

图14-3-50

术后模型像如图14-3-51～图14-3-55。

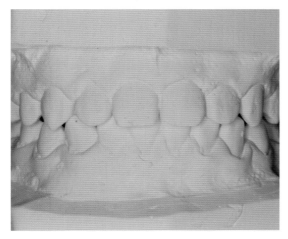

图14-3-51

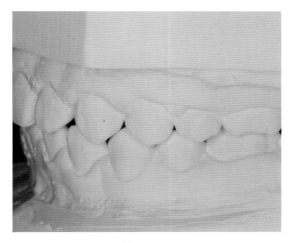

图14-3-52

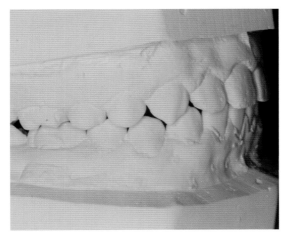

图14-3-53

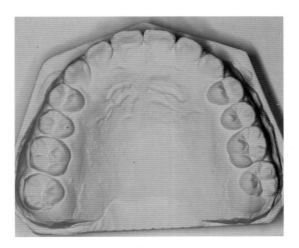

图14-3-54

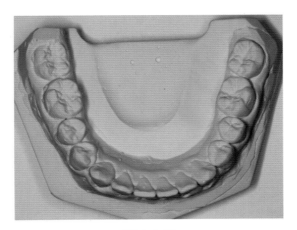

图14-3-55

术后拍摄的侧位片、全景片（图14-3-56、图14-3-57）。

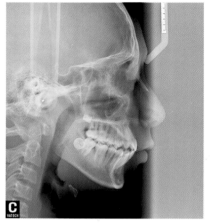

图14-3-56

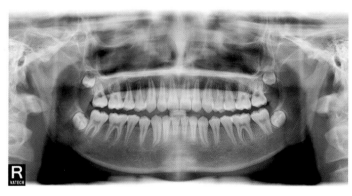

图14-3-57

术后的头影测量，北医分析法（16项）数值如图14-3-58。

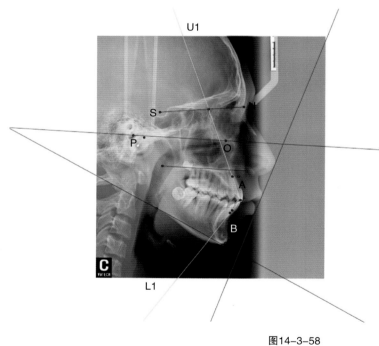

D'D=2.00cm
FH-MP=25.82°
MP-SN=33.08°
NA-PA=4.53°
NP-FH=87.29°
SNA=82.16°
SNB=79.18°
ANB=2.98°
U1-SN=105.04°
L1-MP=98.57°
U1-L1=123.31°
U1-NA=22.88°
U1-NA=0.39cm
U1-NB=30.83°
U1-NB=0.70cm
Y轴=60.59°
PO-NB=0.16cm

图14-3-58

术前术后头影测量值（北医分析法16项）对比如表14-3-1。

表14-3-1

测量项目	替牙期	恒牙期	治疗前	治疗后
SNA	82.3 ± 3.5	82.8 ± 4.0	82.67	82.16
SNB	77.6 ± 2.9	80.1 ± 3.9	78.4	79.18
ANB	4.7 ± 1.4	2.7 ± 2.0	4.27	2.98
NP-FH	83.1 ± 3	85.4 ± 3.7	86.79	87.29
NA-PA	10.3 ± 3.2	6.0 ± 4.4	7.45	4.53
1-NA（mm）	3.1 ± 1.6	5.1 ± 2.4	7.9	3.9
1-NA	22.4 ± .2	22.8 ± 5.7	38	22.88
1-NB（mm）	6.6 ± 1.5	6.7 ± 2.1	5.1	7
1-NB	32.7 ± 5.0	30.3 ± 5.8	25.06	30.83
1-i	122.0 ± 6.0	125.4 ± 7.9	112.67	123.31
1-SN	104.8 ± 5.3	105.7 ± 6.3	120.67	105.04
1-MP	94.7 ± 5.2	92.6 ± 7.0	95.4	98.57
MP-SN	35.8 ± 3.6	32.5 ± 5.2	31.25	33.08
FH-MP	31.8 ± 4.4	31.1 ± 5.6	23.8	25.82
Y轴	65.5 ± 2.9	66.3 ± 7.1	59.57	60.59
PO-NB（mm）	0.2 ± 1.3	1.0 ± 1.5	1.7	1.6

术前术后侧位软组织面貌E线对比（图14-3-59）。

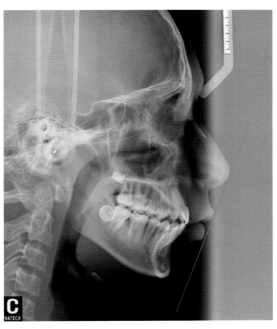

图14-3-59

术前术后头影重叠法对比图如图14-3-60～图14-3-66。

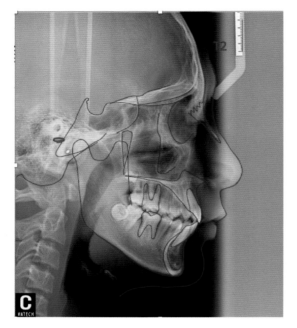

图14-3-60

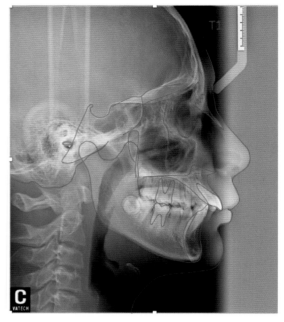

图14-3-61

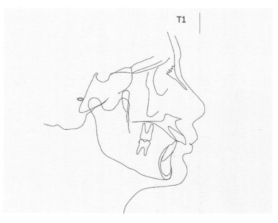

图14-3-62

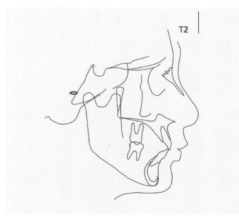

图14-3-63

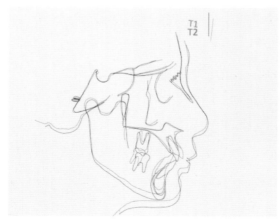

图14-3-64

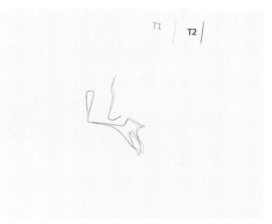

图14-3-65

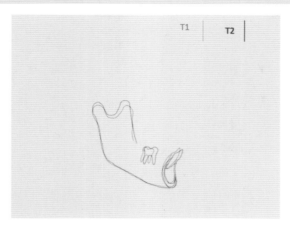

图14-3-66

临床矫治体会

1. 本案例下颌使用蛤蟆弓辅助装置打开咬合成为亮点，其效果显著、时间较快，大大缩短了整个矫治疗程，医生与患者共同受益。

2. 针对初学者应选择适当的病例应用在临床上，主丝为硬性稳定弓丝，辅弓弯制正确，力量适当。其物理力学表达明显，临床可供广大正畸医生去学习使用。

3. 对于下颌后缩且伴有下颌前牙代偿性唇倾的Ⅱ类骨性患者，应选择正颌外科与正畸联合治疗，不宜通过蛤蟆弓唇展下前牙、升高后牙来矫治。

第四节　双颌应用蛤蟆弓矫治深覆𬌗案例

【矫治阶段】

1. 初上矫治器阶段（2013-09-30）

这是一位25岁女性，骨性Ⅰ类安氏Ⅱ类第2分类亚类患者（图14-4-1～图14-4-4），直面型、低角，牙列拥挤、闭锁型深覆𬌗。这样的深覆𬌗不用平导能够打开咬合吗？引起了许多正畸专业网友的关注。

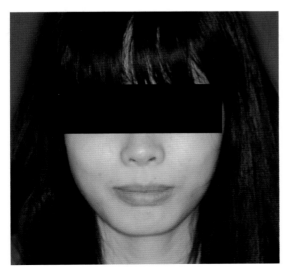

图14-4-1

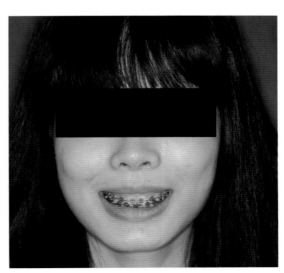

图14-4-2

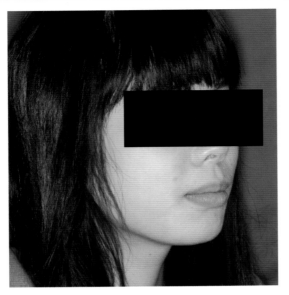
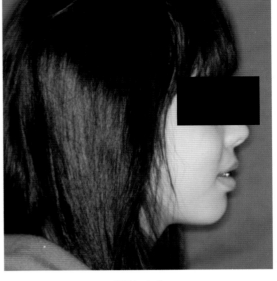

图14-4-3 图14-4-4

对此患者笔者并没有使用平导，该患者不接受种植钉支抗技术，也不愿使用头帽J钩。

为了矫治深覆殆打开咬合，笔者给该患者上下颌牙弓均使用蛤蟆弓。具体矫治效果如图14-4-5～图14-4-10。

口内正面殆像：上前牙"舌倾"，此患者应用自锁金属托槽矫治器，此阶段放置镍钛丝排齐牙列，上颌UR6及UL6放置殆垫打开咬合，有利于加强上颌支抗调整Ⅱ类磨牙关系，且防止上颌前牙咬至下颌托槽（图14-4-5）。

口内覆殆覆盖像：可见上前牙舌倾，前牙闭锁型深覆殆，上前牙切缘明显盖过下前牙托槽（图14-4-6）。

口内左侧位殆像：可见磨牙尖牙接近中性关系，上颌反纵殆曲线及下颌深Spee氏曲线使得前牙深覆殆形成（图14-4-7）。

口内右侧位殆像：可见磨牙尖牙轻度远中尖对尖关系，上颌反纵殆曲线及下颌深Spee氏曲线使得前牙深覆殆形成（图14-4-8）。

口内上颌殆面像：可见上颌牙列轻度拥挤，UR1及UL1近中腭向轻度扭转。UR6及UL6殆面应用玻璃离子放置殆垫垫高咬合，UR7及UL7纳入矫治器系统（图14-4-9）。

口内下颌殆面像：可见下颌前牙段轻度拥挤，LR1及LL1舌向轻度扭转。此低角患者将第二磨牙尽早纳入矫治体系有利于下颌牙弓整平（图14-4-10）。

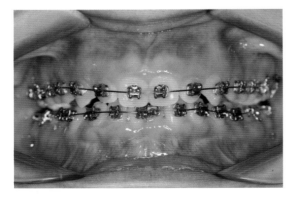
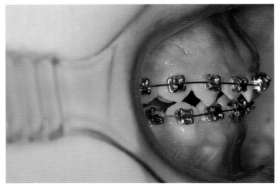

图14-4-5 图14-4-6

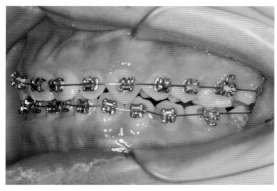

图14-4-7

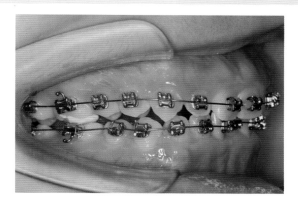

图14-4-8

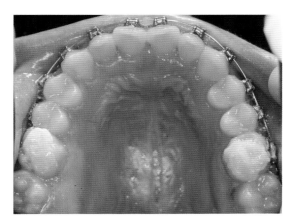

图14-4-9

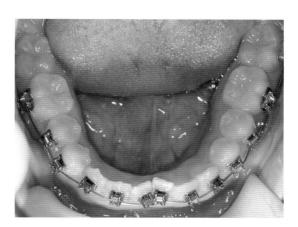

图14-4-10

2. 矫治阶段（2013-10-30）

经过1个月矫治，该患者面像如图14-4-11～图14-4-14，上下颌牙列较前排齐（图14-4-15～图14-4-20）。

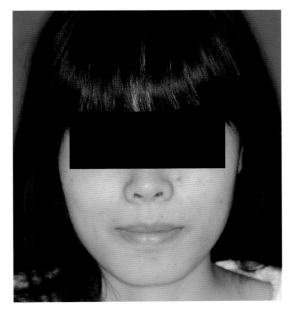

图14-4-11

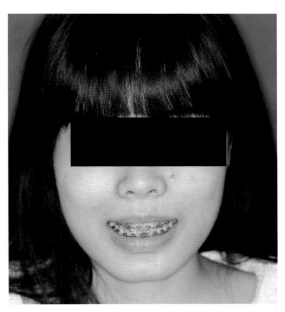

图14-4-12

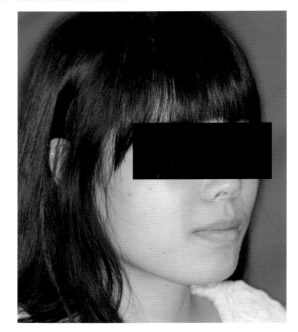

图14-4-13

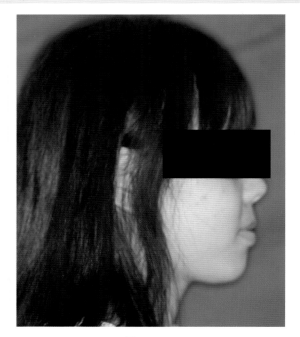

图14-4-14

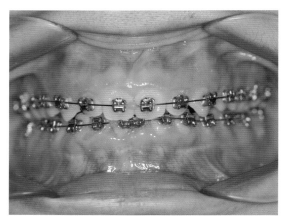

图14-4-15

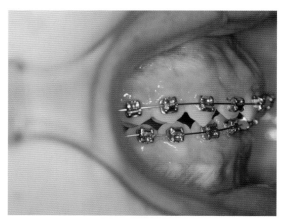

图14-4-16

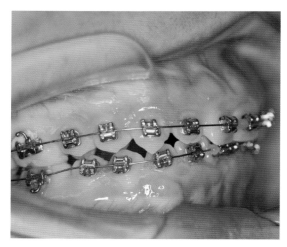

图14-4-17

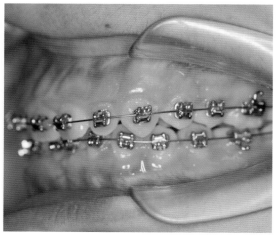

图14-4-18

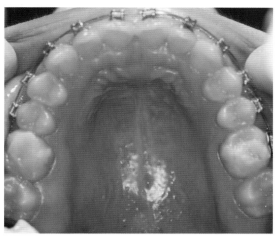
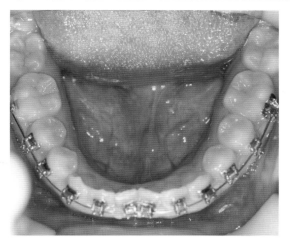

图14-4-19　　　　　　　　　　　　　　　　　图14-4-20

3. 矫治阶段（2013-11-25）

经过2个月矫治，该患者面像如图14-4-21～图14-4-24，上下颌牙列进一步排齐，前牙覆𬌗覆盖无改变（图14-4-25～图14-4-30）。

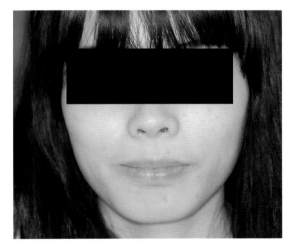
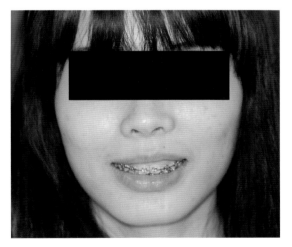

图14-4-21　　　　　　　　　　　　　　　　　图14-4-22

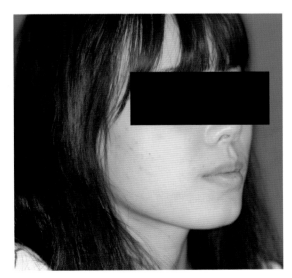
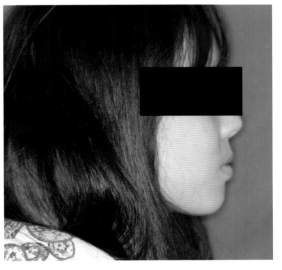

图14-4-23　　　　　　　　　　　　　　　　　图14-4-24

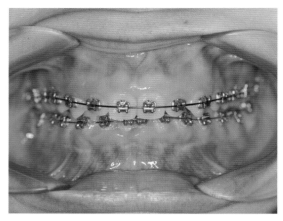

图14-4-25

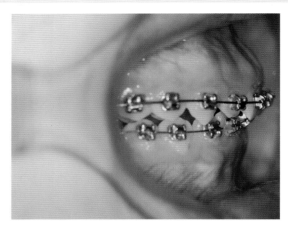

图14-4-26

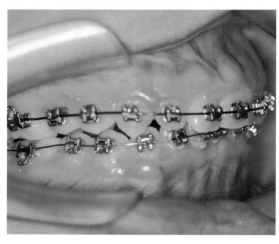

图14-4-27

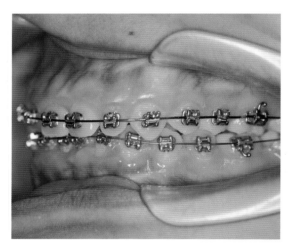

图14-4-28

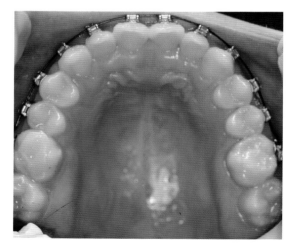

图14-4-29

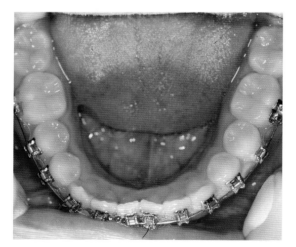

图14-4-30

4. 矫治阶段（2013-12-24）

经过前3个月排齐矫治，此阶段笔者在上颌放置0.018in澳丝主弓丝，应用0.018in澳丝弯制蛤蟆弓辅弓（长腿），该患者面像如图14-4-31～图14-4-34。

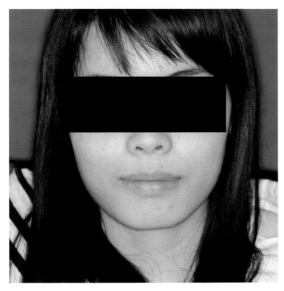

图14-4-31

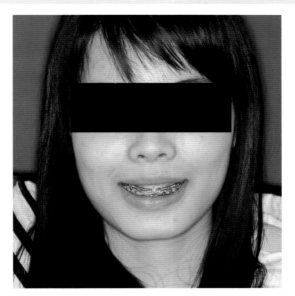

图14-4-32

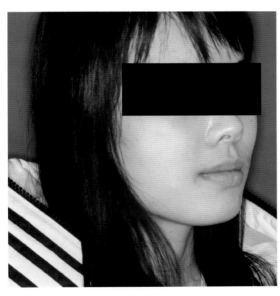

图14-4-33

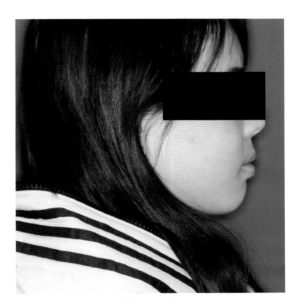

图14-4-34

口内正面𬌗像：可见蛤蟆弓辅弓应用0.25mm结扎丝结扎于上颌4颗切牙托槽龈方，以压低上颌前牙（图14-4-35）。

口内前牙覆𬌗覆盖像：可见蛤蟆弓激活结扎后有向龈方及唇侧的力（图14-4-36）。

口内右侧位𬌗像：可见蛤蟆弓小圈曲位于UR34之间主弓丝下方，末端挂钩倒挂于UR67之间主弓丝中间，在小圈曲与末端挂钩后中1/3处弯制后倾弯有利于竖直抬高磨牙压低前牙，且UR6与LR67应用1/4in橡皮圈进行正三角形颌间牵引，配合蛤蟆弓升高磨牙更有利于前牙覆𬌗矫治（图14-4-37）。

口内左侧位𬌗像：左侧相对应与右侧一致（图14-4-38）。

口内上颌𬌗面像：可见上颌牙列基本完全排齐，UR6及UL6𬌗面𬌗垫磨损较少。从𬌗方可仔细观察到，蛤蟆弓末端挂钩均位于两磨牙中间，使得在压低前牙时不受影响（图14-4-39）。

口内下颌𬌗面像：下颌牙列差少许基本排齐，应用0.018in澳丝在LR56及LL56之间弯制外展弯，防止弓丝左右滑动，且下颌弯制反摇椅曲进行咬合打开（图14-4-40）。

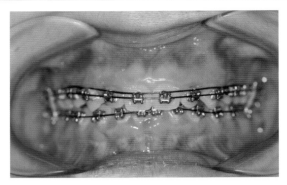

图14-4-35

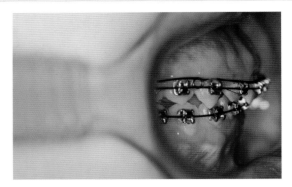

图14-4-36

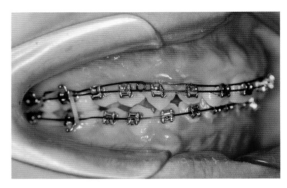

图14-4-37

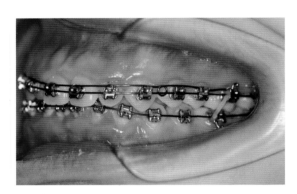

图14-4-38

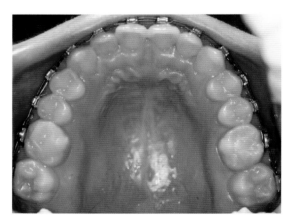

图14-4-39

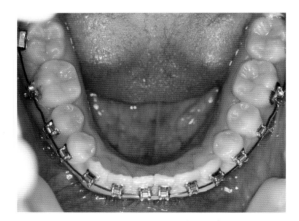

图14-4-40

5. 矫治阶段（2014-01-20）

患者面像图如图14-4-41～图14-4-44，经过上次复诊，此患者前牙覆𬌗并未完全打开，笔者在此阶段为了更好地减少前牙覆𬌗，在上下颌均放置蛤蟆弓辅弓。

口内正面𬌗像：可见上颌前牙较前明显压低，覆𬌗减少少许，此阶段下颌也应用0.018in澳丝弯制蛤蟆弓，应用0.25mm结扎丝结扎于下前牙托槽龈端（图14-4-45）。

口内前牙覆𬌗覆盖像：可见上颌前牙应用蛤蟆弓后压低明显，上颌反纵𬌗曲线减少（图14-4-46）。

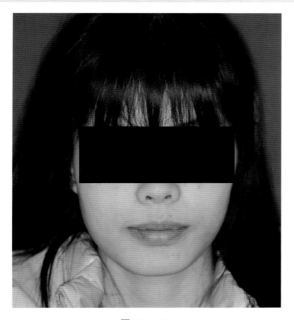
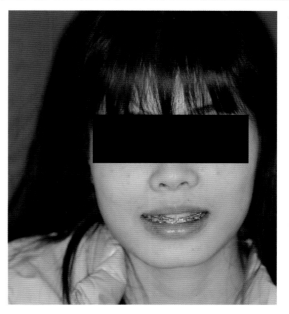

图14-4-41

图14-4-42

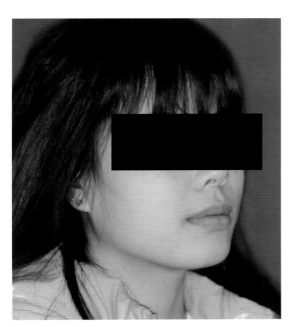
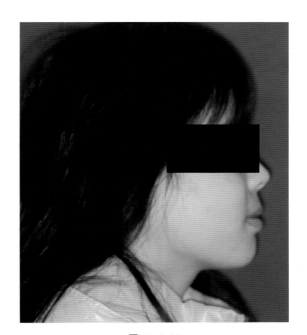

图14-4-43

图14-4-44

　　口内右侧位殆像：可见此阶段UR45与LR45无咬合接触，上下颌继续应用蛤蟆弓打开咬合，且UR5与LR6进行短Ⅱ类牵引升高后牙打开咬合同时调整磨牙关系（图14-4-47）。

　　口内左侧位殆像：可见左侧与右侧相对应一致（图14-4-48）。

　　口内上颌殆面像：上颌牙列完全排齐（图14-4-49）。

　　口内下颌殆面像：下颌牙列基本完全排齐，LR7及LL1轻度扭转（图14-4-50）。

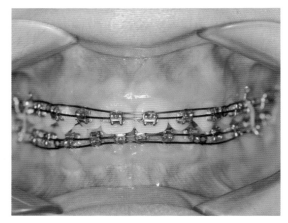

图14-4-45

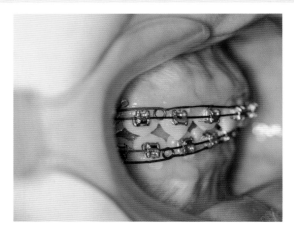

图14-4-46

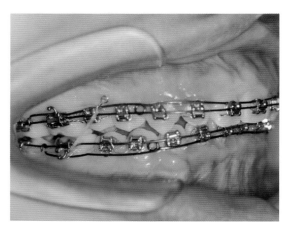

图14-4-47

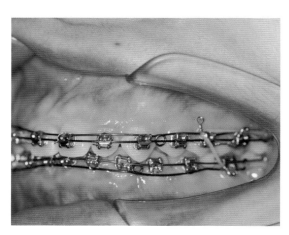

图14-4-48

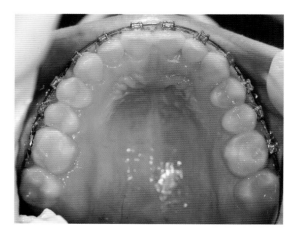

图14-4-49

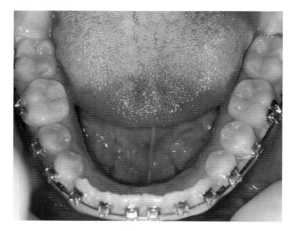

图14-4-50

6. 矫治阶段（2014-02-17）

经过2个月双颌蛤蟆弓辅弓矫治，深覆𬌗的效果较明显，该患者面像如图14-4-51～图14-4-54。

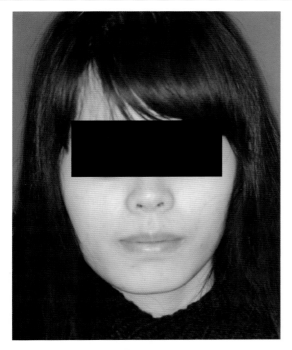
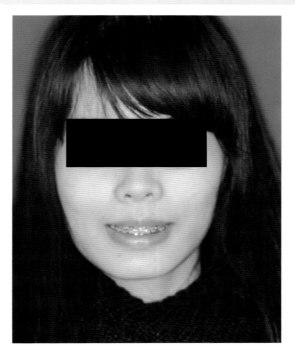

图14-4-51

图14-4-52

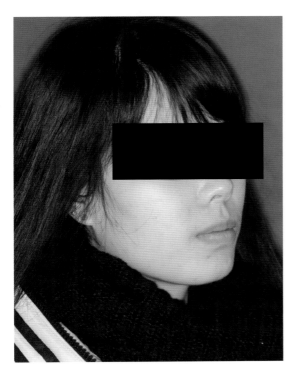
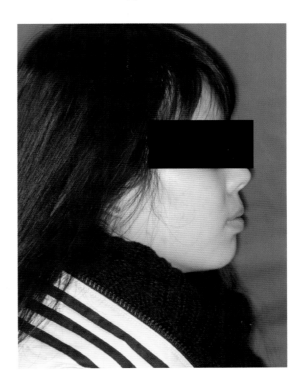

图14-4-53

图14-4-54

　　口内正面𬌗像：可见上颌牙列基本位于同一平面，上颌𬌗曲线基本整平，下颌Spee氏曲线整平明显（图14-4-55）。

　　口内前牙覆𬌗覆盖像：可见前牙覆𬌗接近正常范围（图14-4-56）。

　　口内右侧位𬌗像：可见磨牙尖牙远中尖对尖关系，上下后牙轻度咬合（图14-4-57）。

　　口内左侧位𬌗像：可见磨牙尖牙完全中性关系，上下后牙咬合紧密接触（图14-4-58）。

　　口内上下颌𬌗面像：可见上下颌牙列完全排齐（图14-4-59、图14-4-60）。

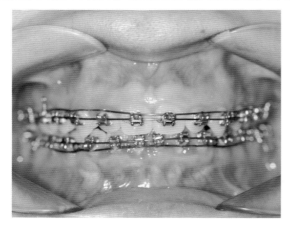

图14-4-55

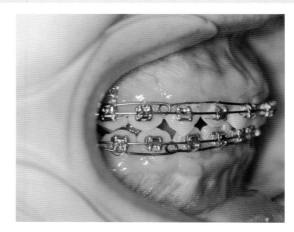

图14-4-56

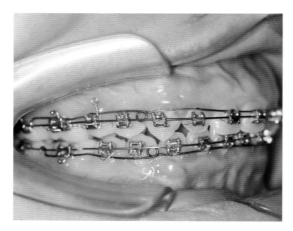

图14-4-57

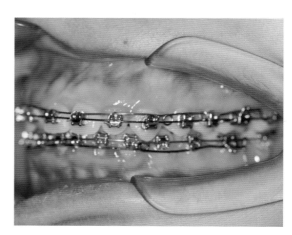

图14-4-58

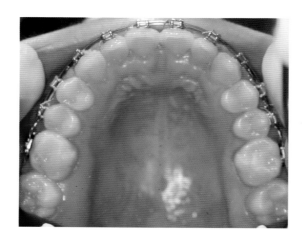

图14-4-59

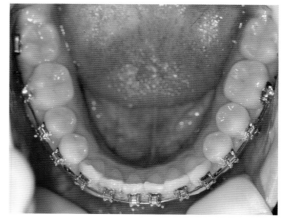

图14-4-60

7. 矫治阶段（2014-03-17）

经过3个月蛤蟆弓辅弓的应用咬合完全打开，该患者面像如图14-4-61～图14-4-64。

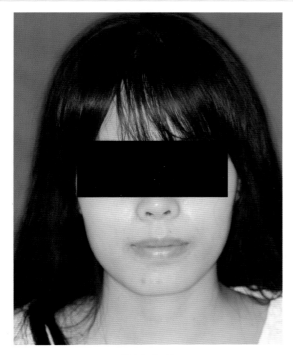
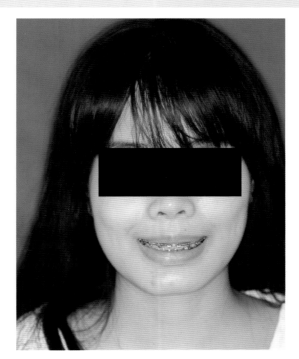

图14-4-61　　　　　　　　　　　　　　　　图14-4-62

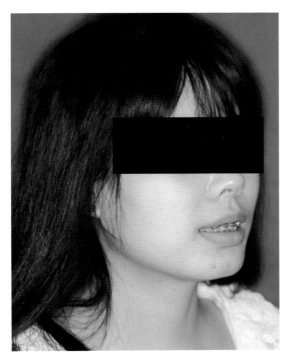
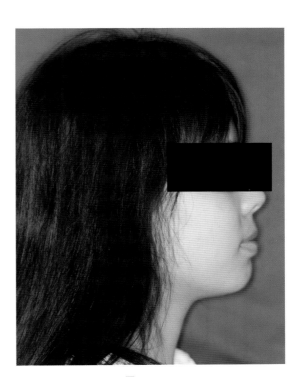

图14-4-63　　　　　　　　　　　　　　　　图14-4-64

　　口内正面𬌗像：可见前牙达到正常覆𬌗覆盖，上下颌牙列完全整平（图14-4-65）。

　　口内前牙覆𬌗覆盖像：可见前牙覆𬌗覆盖完全达到正常范围，下前牙咬于上前牙舌侧切1/3内，且应用蛤蟆弓压低下前牙同时使得下前牙唇倾LR34之间拓展开间隙，有利于后牙咬合调整（图14-4-66）。

　　口内右侧位𬌗像：可见LR34之间约1.5mm间隙，磨牙尖牙接近中性关系，UR56与LR67颌间进行1/4in橡皮圈四边形短Ⅱ类牵引，进一步调整磨牙尖牙咬合关系（图14-4-67）。

口内左侧位殆像：可见LL34之间约1mm间隙，磨牙尖牙完全中性关系，LR56与LL67颌间进行1/4in橡皮圈四边形短Ⅱ类牵引，使得磨牙尖牙达到理想咬合状态（图14-4-68）。

口内上下颌殆面像：上颌牙列排齐水平向及前后向后保持不变，可见下颌应用蛤蟆弓压低前牙，同时唇倾下前牙，为调整磨牙尖牙咬合提供所需间隙（图14-4-69、图14-4-70）。

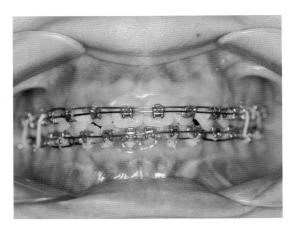

图14-4-65

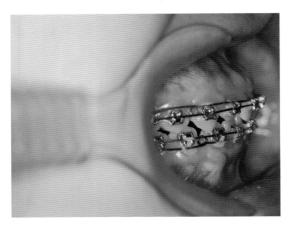

图14-4-66

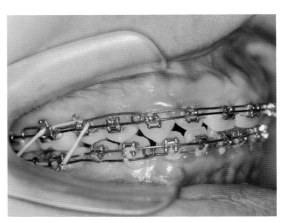

图14-4-67

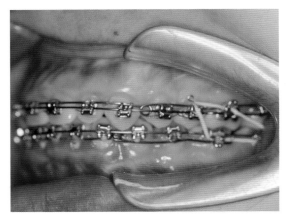

图14-4-68

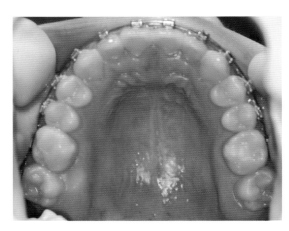

图14-4-69

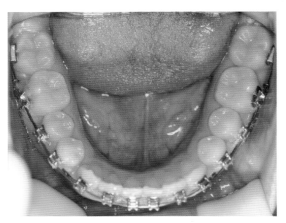

图14-4-70

第五节	蛤蟆弓矫治二手深覆𬌗病例

【矫治阶段】

1. 初上蛤蟆弓（2015-01-11）

患者面像如图14-5-1～图14-5-4。

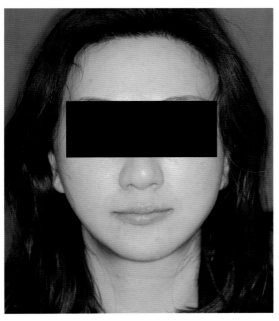

图14-5-1

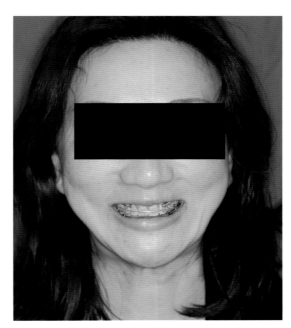

图14-5-2

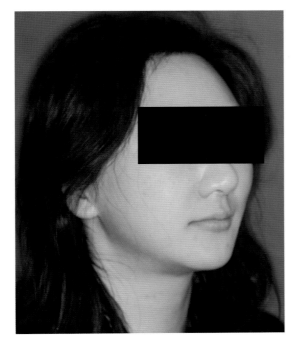

图14-5-3

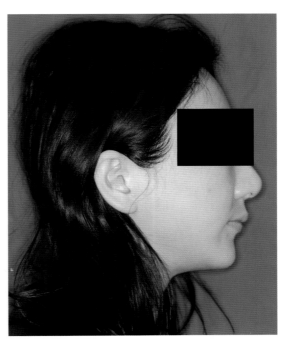

图14-5-4

口内正面拾像：此患者采用陶瓷透明矫治器，前牙深覆拾，上前牙切缘盖过下颌前牙托槽，下颌中线右偏1.5mm，下前牙根形外露明显。笔者为患者上颌采用0.017in×0.025in不锈钢丝弯制T形曲控制上颌转矩对抗Ⅱ类牵引副作用，UR2至UL2"∞"形结扎防止前牙散开间隙。下颌应用0.018in澳丝弯制主弓丝稳定弓形，且下颌采用0.018in澳丝弯制蛤蟆弓辅弓（长腿），蛤蟆弓辅弓前牙段放置在下前牙托槽龈方，用0.2mm结扎丝结扎于4颗切牙托槽（注：此患者因应用陶瓷透明托槽，用0.2mm结扎丝结扎辅弓，上颌用0.017in×0.25in不锈钢丝弯制T形曲弓形切牙段弓丝加冠唇向转矩）（图14-5-5）。

口内前牙覆拾覆盖像：前牙覆拾为Ⅲ度（图14-5-6）。

口内右侧位拾像：上颌因已关闭拔牙间隙，T形曲未激活回抽，弓丝末端回弯维持弓形。下颌蛤蟆弓小圈曲位于LR35之间主弓丝下方，且为了稳定此患者蛤蟆弓与LR5托槽结扎。蛤蟆弓末端挂钩倒挂于LR67弓丝中间。蛤蟆弓小圈曲与挂钩后中1/3处弯制后倾弯。上颌右侧T形曲与LR7应用1/4in橡皮圈进行Ⅱ类牵引，调整磨牙尖牙关系及中线问题，同时使后牙升高利于咬合打开（图14-5-7）。

口内左侧位拾像：此侧与右侧相对应一致，因左侧磨牙尖牙基本中性关系，上颌左侧T形曲与LL6应用1/4in橡皮圈Ⅱ类轻力牵引利于中线调整（图14-5-8）。

口内上颌拾面像：上颌牙弓已矫治到理想状态，UR7及UL7未纳入矫治并不影响咬合打开（图14-5-9）。

口内下颌拾面像：因下颌未完全整平，LR7及LL7轻度舌倾，笔者应用蛤蟆弓压低下前牙打开咬合的同时应用蛤蟆弓扩大下颌牙弓后段减少第二磨牙舌倾问题（图14-5-10）。

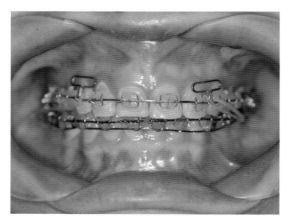

图14-5-5

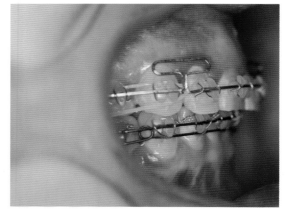

图14-5-6

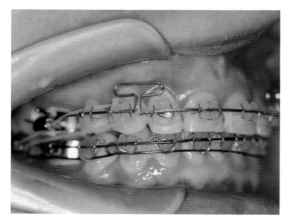

图14-5-7

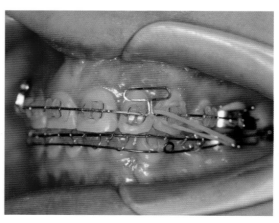

图14-5-8

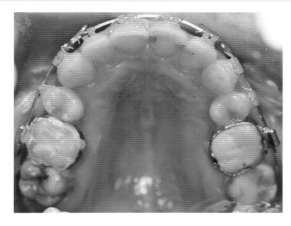

图14-5-9

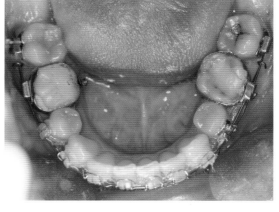

图14-5-10

2. 矫治治疗8周后

经过2个月矫治，此患者咬合已明显打开，取得显著效果，该患者面像如图14-5-11～图14-5-14。

口内正面𬌗像：上颌前牙转矩控制良好，下颌前牙明显压低，上颌前牙切缘完全离开下颌前牙托槽，为调整咬合关系提供了有利空间。下颌中线右偏减少0.5mm。笔者在上颌加正转矩调整弓丝重新结扎。下颌蛤蟆弓辅弓重新调整结扎（图14-5-15）。

口内前牙覆𬌗覆盖像：应用了蛤蟆弓前牙已达到浅覆𬌗浅覆盖（图14-5-16）。

口内右侧位𬌗像：上颌弓形维持不动，LR3与UR3因托槽位置粘接问题无咬合接触，笔者在下颌主弓丝LR3处上弯制抬高曲使得尖牙建立咬合接触。上颌右侧T形曲及UR3与LR6应用1/4in橡皮圈Ⅱ类牵引，同时T形曲与LR7应用1/4in橡皮圈Ⅱ类牵引进一步调整磨牙尖牙咬合及中线问题（图14-5-17）。

口内左侧位𬌗像：左侧磨牙尖牙基本中性关系，为了维持咬合关系以及关闭散在间隙，同时调整中线问题，左上T形曲与LL6应用1/4in橡皮圈进行Ⅱ类颌间牵引（图14-5-18）。

口内上颌𬌗面像：上颌弓形维持不变（图14-5-19）。

口内下颌𬌗面像：下颌继续应用蛤蟆弓辅弓打开咬合，有利于散在间隙关闭及磨牙尖牙关系调整，且LR7及LL7舌倾矫正明显（图14-5-20）。

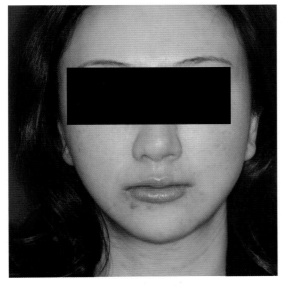

图14-5-11

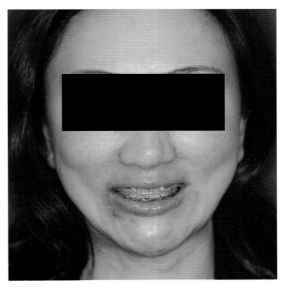

图14-5-12

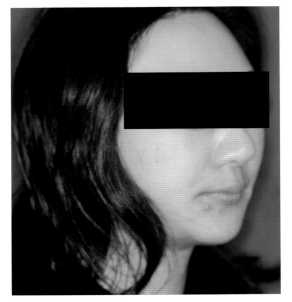

图14-5-13

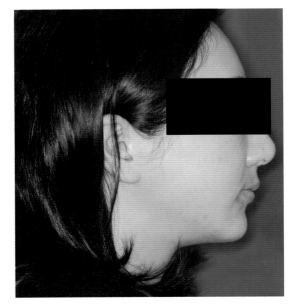

图14-5-14

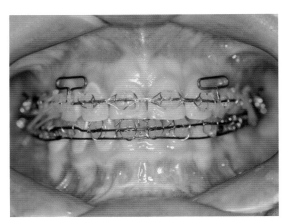

图14-5-15

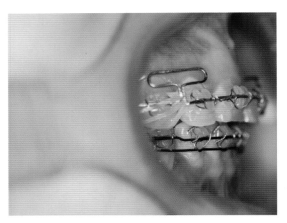

图14-5-16

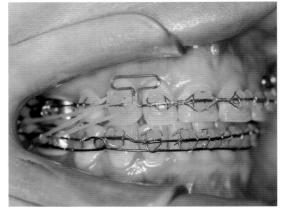

图14-5-17

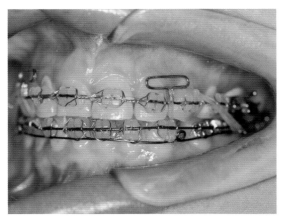

图14-5-18

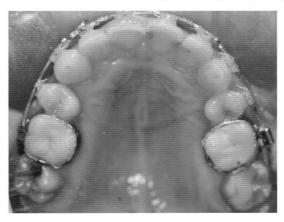

图14-5-19

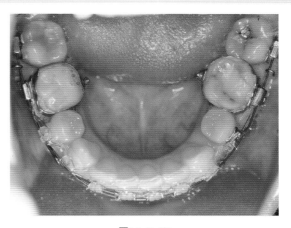

图14-5-20

第六节	蛤蟆弓与切牙咬合挡板联合矫治案例

这是一位女性成人患者，二手病例，就诊年龄25岁，拔除4颗第二前磨牙进行矫治，直面型，面下1/3短。首诊医生发现该患者深覆𬌗矫治使用很多方法打不开咬合，拔牙间隙也始终没法关闭，困难重重。笔者接手后，上颌中切牙使用粘接式个性化咬合挡板。上颌主弓丝使用复合牵引钩加镍钛方丝配合种植钉支抗打开咬合关闭间隙；下颌使用蛤蟆弓辅弓压低下前牙抬高后牙。上下颌牙弓使用舌侧扣链圈关闭拔牙间隙，进行颌间弹力牵引矫治。矫治过程如下。

【矫治阶段】

1. 初上蛤蟆弓与上切牙咬合挡板

此患者因首诊医生咬合未完全打开，拔牙间隙无法关闭，笔者用蛤蟆弓辅弓进行矫治深覆𬌗，关闭间隙。以下图片为初上矫治装置阶段，该患者面像如图14-6-1～图14-6-4。

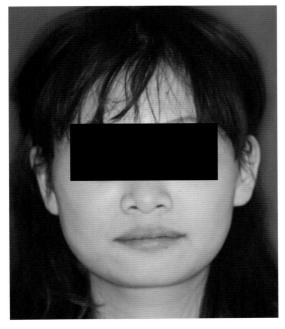

图14-6-1

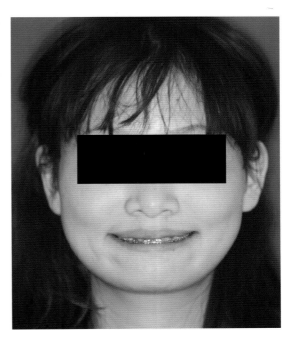

图14-6-2

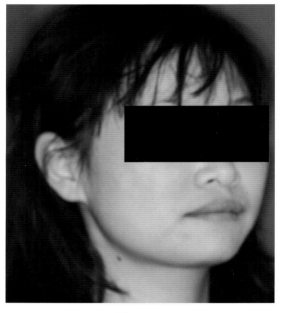

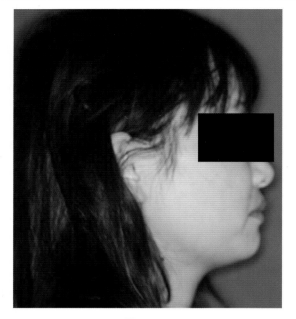

图14-6-3 図14-6-4

口内正面𬌗像：可见上中切牙舌侧制作树脂粘接式个性化咬合挡板，使得前牙接近浅覆𬌗浅覆盖，后牙段无咬合接触，上颌放置0.018in×0.025in镍钛方丝及钳夹式复合牵引钩，下颌应用0.018in澳丝弯制反摇椅曲，且应用0.018in澳丝弯制蛤蟆弓辅弓（长腿），用0.2mm结扎丝结扎于4颗切牙托槽龈端（图14-6-5）。

口内前牙覆𬌗覆盖像：可见下前牙咬于上颌中切牙舌侧树脂粘接式咬合挡板上，使其紧抵中切牙间接触，其余牙无咬合接触利于压低下前牙，且利于调整磨牙尖牙关系，关闭拔牙间隙（图14-6-6）。

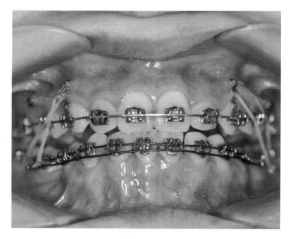

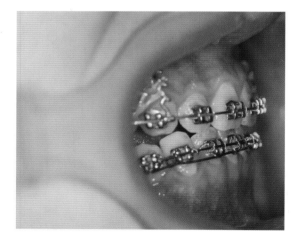

图14-6-5 图14-6-6

口内右侧位𬌗像：可见磨牙尖牙轻度远中尖对尖关系，下颌Spee氏曲线较陡，LR46之间约5mm间隙，LR67因未打开咬合牵引关闭间隙时，使得下颌磨牙近中及舌侧倾斜。笔者上颌中切牙采用树脂个性化粘接式咬合挡板，使上下牙齿除中切牙有接触外其余牙齿均无咬合接触。UR56之间植入2mm×10mm不锈钢颧突钉，支抗钉前后向应用橡皮链分别与复合牵引钩及UR6颊面管牵引，使得拔牙间隙近远中牙齿相向移动关闭间隙，同时应用复合牵引钩顶端小钩牵引控制前牙转矩，对抗Ⅱ类牵引副作用防止上前牙伸长而加重前牙覆𬌗。同时复合牵引钩顶端小钩与对颌LR67

之间应用1/4in橡皮圈做三角形Ⅱ类牵引，且与同侧橡皮链交叉，配合蛤蟆弓升高下颌后牙打开咬合，使得𬜬平面顺时针旋转，减少前牙覆𬜬，有利于拔牙间隙关闭（图14-6-7）。

　　口内左侧位𬜬像：可见左侧磨牙尖牙也为轻度远中尖对尖关系，其余相对应与右侧一致（图14-6-8）。

　　口内上颌𬜬面像：可见上颌牙弓左右侧拔牙剩余间隙均为5mm，UR1及UL1放置的粘接挡板边缘圆滑的梯形与牙体长轴垂直（图14-6-9）。

　　口内下颌𬜬面像：可见下颌牙弓左右侧拔牙剩余间隙分别为3mm及2mm。尖牙及第二磨牙舌侧粘接舌侧扣，且同时用橡皮链配合颊侧双轨牵引关闭间隙（图14-6-10）。

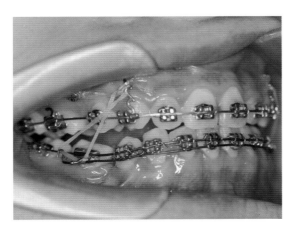

图14-6-7

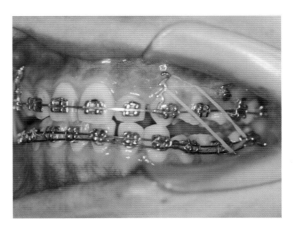

图14-6-8

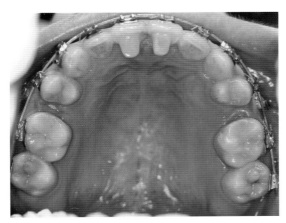

图14-6-9

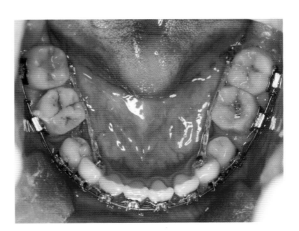

图14-6-10

2. 矫治进展（矫治2个月）

　　经过2个月矫治此患者咬合完全打开，深覆𬜬得以解决，拔牙间隙关闭顺利进行，该患者面像如图14-6-11～图14-6-14。

　　口内正面像：可见前牙达到浅覆𬜬浅覆盖，前牙转矩控制良好，后牙咬合基本完全接触（图14-6-15）。

　　口内前牙覆𬜬覆盖像：可见下前牙咬于上前牙舌侧切1/3以内，咬合打开明显，前牙唇倾度良好（图14-6-16）。

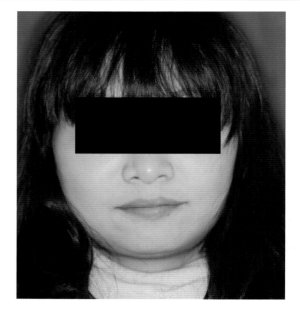
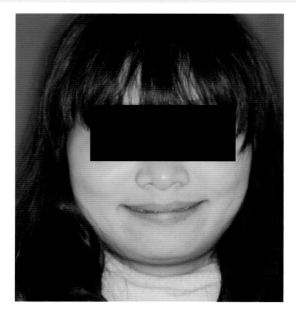

图14-6-11   图14-6-12

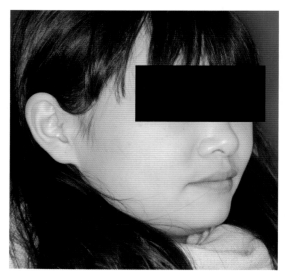
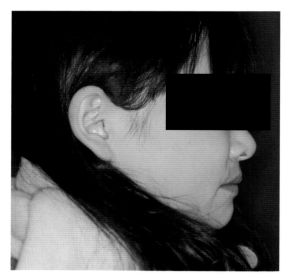

图14-6-13   图14-6-14

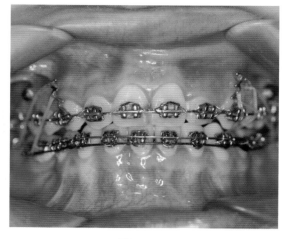
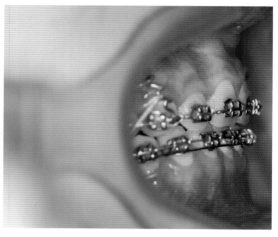

图14-6-15   图14-6-16

口内右侧位𬌗像：可见磨牙尖牙基本达到中性关系，后牙段轻度咬合，应用蛤蟆弓后下颌Spee氏曲线基本整平，拔牙间隙关闭明显，Ⅱ类颌间牵引同前（图14-6-17）。

口内左侧位𬌗像：可见磨牙尖牙基本中性关系，后牙段轻度咬合，应用蛤蟆弓后下颌Spee氏曲线基本整平，拔牙间隙关闭明显。因LL567舌倾，LL57舌侧粘接舌侧扣与上颌复合牵引钩牵引减少覆盖，Ⅱ类颌间牵引同前（图14-6-18）。

口内上颌𬌗面像：左、右侧间隙分别为3mm及2mm。UR67之间约1mm间隙，此阶段UR36/UL36粘接舌侧扣用橡皮链牵引配合颊侧双轨牵引，关闭拔牙间隙（图14-6-19）。

口内下颌𬌗面像：可见下颌拔牙间隙完全关闭；应用蛤蟆弓辅弓后下前牙压低后牙升高，𬌗平面基本整平；前牙唇倾度良好；牙体轴倾度控制良好；后牙轻度舌倾为下一阶段解决的问题（图14-6-20）。

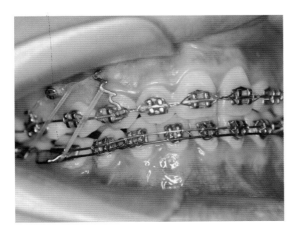

图14-6-17

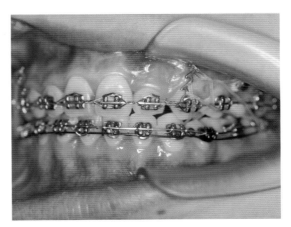

图14-6-18

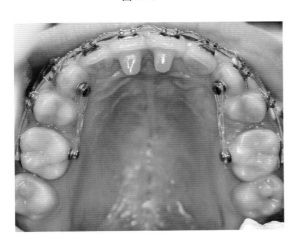

图14-6-19

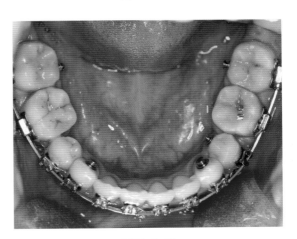

图14-6-20

Chapter 15 第十五章

蛤蟆弓矫治对刃拾案例

下颌蛤蟆弓倒扎4周的牙列变化。

这是一个男性成人错拾畸形患者，就诊者年龄27岁。患者面像如图15-1～图15-4，接手后发现该患者上下切牙成对刃关系，仔细观察，发现该患者上颌切牙托槽粘接的部位明显过于靠切端。如何解决该患者切牙对刃问题，建立正常覆拾覆盖关系呢？

掀下切牙托槽重新定位粘接、排齐牙列是一种可供选择的治疗方案。

经过斟酌我们使用了蛤蟆弓倒过来结扎的方式进行矫治（图15-5～图15-10）。

【矫治阶段】

1. 初上蛤蟆弓（2014-12-09）

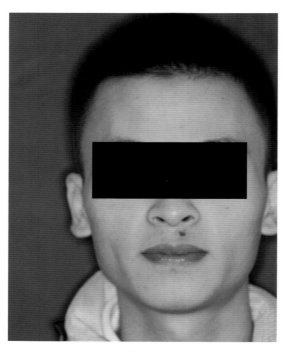

图15-1

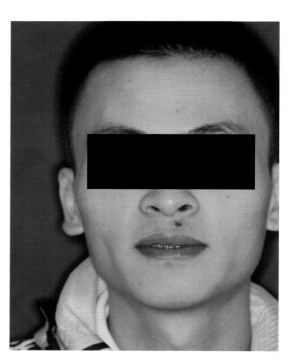

图15-2

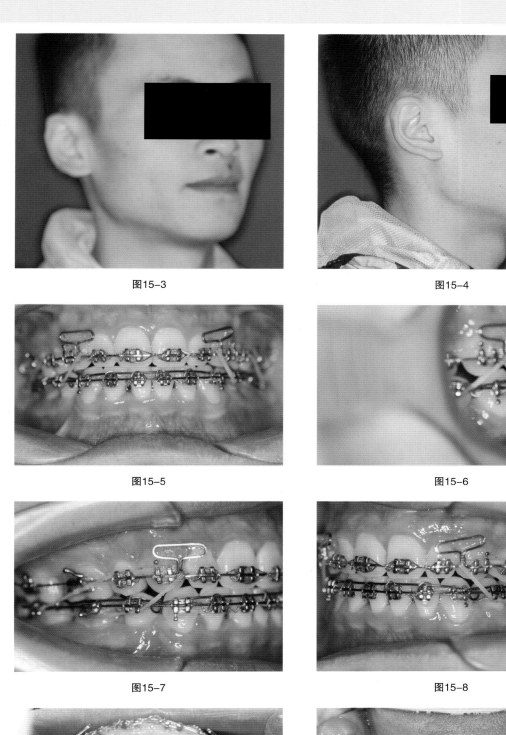

图15-3

图15-4

图15-5

图15-6

图15-7

图15-8

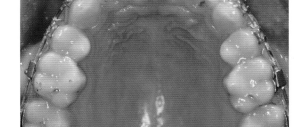

图15-9

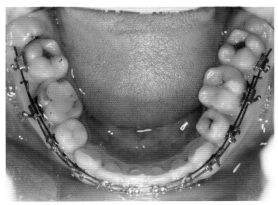

图15-10

2. 矫治阶段：蛤蟆弓矫治4周

从图15-11～图15-14一组图片可看出，患者左右面型基本对称，面下1/3基本正常，颏部无明显偏斜，侧貌直面型。

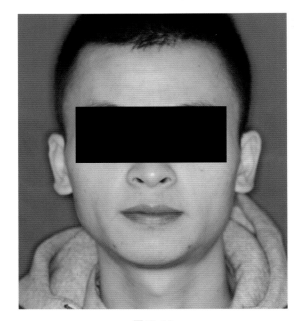

图15-11

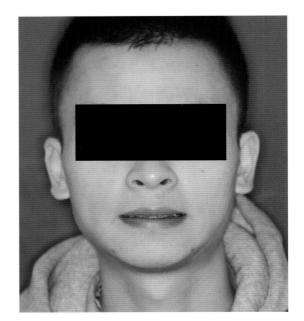

图15-12

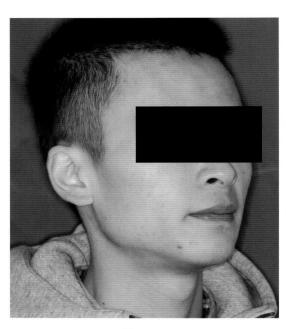

图15-13

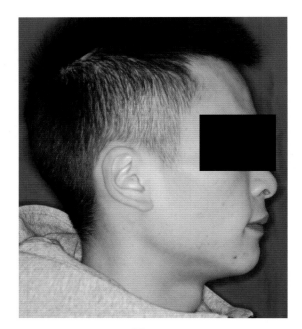

图15-14

从图15-5～图15-10𬌗像图片可看出，患者采用了拔牙矫治，此阶段已排齐整平，拔牙间隙已关闭，上下颌中线基本一致，左侧磨牙尖牙中性关系稍偏远中，右侧磨牙尖牙远中尖对尖关系，上下切牙对刃，上颌采用0.018in×0.025in不锈钢方丝弯制T形曲，UR3至UL3紧密"∞"形结扎，前牙段加正转矩，以整体唇倾上前牙，增加前牙覆盖，下颌主弓丝为0.018in澳丝，加用前牙压低弹力辅弓——蛤蟆弓。此病例与以往病例不同之处在于这里蛤蟆弓要倒扎。蛤蟆弓正扎作用是压低下前牙，打开咬合，此病例的矫治设计恰恰相反，我们期望升高下切牙，以建立正常的覆拾关系，所以，将蛤蟆弓进行倒扎。蛤蟆弓结扎时，先将蛤蟆弓两末端挂钩分别挂在磨牙颊面管前的主弓丝上，前牙段弓丝未结扎前位于切缘处，用0.25mm的结扎丝结扎4颗下切牙，其余牙齿可间隔选扎，保持蛤蟆弓稳定即可，同时用1/4in橡皮圈进行颌间短Ⅱ类矩形牵引，轻微调整磨牙关系，侧重调整尖牙关系和覆拾覆盖关系。

图15-15～图15-20展示的是蛤蟆弓矫治4周后的牙齿变化，明显看到患者的上下切牙已经建立了正常的覆拾覆盖关系，左右后牙段1/4in橡皮圈进行倒梯形牵引，进一步调整磨牙关系。

良好的矫治效果离不开正确的矫治思路和临床技巧，蛤蟆弓倒扎大大降低了掰掉托槽重新定位粘接的烦琐工作与重新排齐整平的冗长时间，可谓方便快捷并且事半功倍。

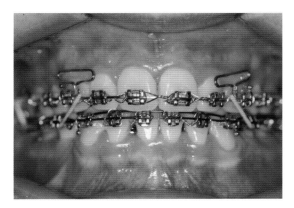

图15-15

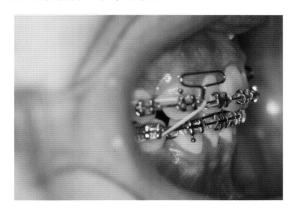

图15-16

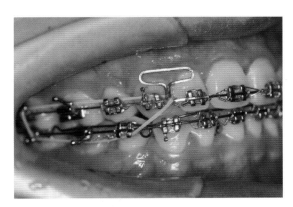

图15-17

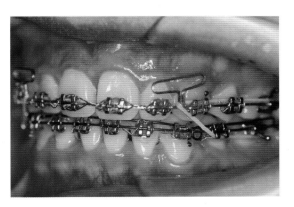

图15-18

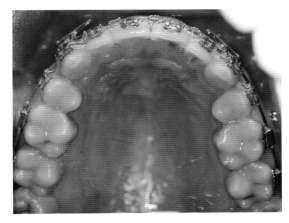

图15-19

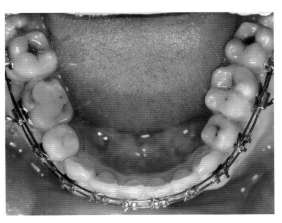

图15-20

Chapter 16 第十六章

蛤蟆弓矫治开殆畸形案例

案例基本情况

患者：女性，18岁。

主诉：门牙闭合不全，影响美观（图16-1-1～图16-1-4）。

现病史：患者自替牙后至今上下前牙无咬合接触，影响咀嚼及美观，来我院正畸科就诊。

既往史：否认系统性疾病及过敏史。

个人史：伸舌不良习惯。

遗传史：无。

一般检查

（1）口外检查

正面观：长面型，面部左右基本对称。面中1/3与面下1/3比例不协调，面下1/3过长，开口度、开口型正常。

侧面观：凸面型，长面型，上唇位于E线前方1.5mm，下唇位于E线稍前方5.5mm，颏唇沟明显。

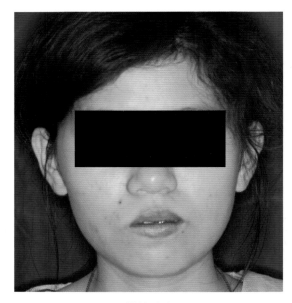

图16-1-1

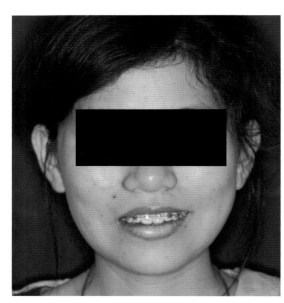

图16-1-2

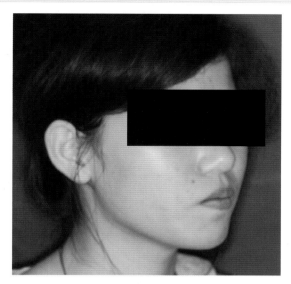
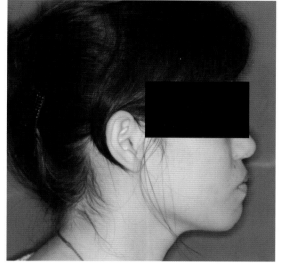

图16-1-3　　　　　　　　　　　　　　　图16-1-4

（2）口内检查

口腔卫生一般，前牙局部开𬌗，无咬合接触，覆盖Ⅱ度4mm，上颌UR2至UL2唇倾低位，双侧磨牙及尖牙基本中性关系，上牙弓中度拥挤，下牙弓轻度拥挤，上颌补偿曲线过深，下颌Spee氏曲线正常。

（3）模型检查

上下颌侧切牙间开𬌗为2.5mm，中切牙间开𬌗为2mm。上下牙弓为卵圆形，Bolton指数：协调。全牙比92.9%。前牙比78%。拥挤度：上牙弓5mm，下牙弓3.5mm。下颌Spee氏曲线：左右侧平均为3mm，上颌中线居中，下颌中线居中。

（4）全景片

恒牙列，牙齿数目32颗，可见4颗智齿牙胚低位未萌出，牙根未发育完全，其余牙齿根尖周未见异常，牙槽骨高度正常。双侧髁状突基本对称，关节窝未见骨质破坏（图16-1-5）。

（5）X线头颅侧位片测量参考值（图16-1-6）

骨组织：SNA：84.6°，上颌基骨相对颅底发育正常；SNB：82.9°，下颌基骨相对颅底发育正常；ANB：2.6°，骨性Ⅰ类；SN-MP：35.1°；FH-MP：27.4°，面部垂直发育协调；Y轴：62°↓，表示下颌颏部相对于前颅底平面微突；ODI：66.3<72.83，表示开𬌗倾向；APDI：86.4>81.1，表示有Ⅲ类错𬌗的倾向。

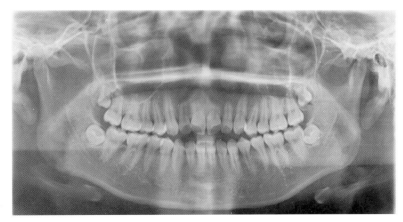
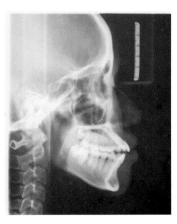

图16-1-5　　　　　　　　　　　　　　　图16-1-6

牙及牙槽：U1-SN：119°↑，上前牙相对前颅底唇倾；L1-MP：100°↑，下前牙相对下颌平面唇倾；U1-L1：103.5°↓，上下中切牙相对夹角减小，代表中切牙相对突；U1-NA：34.2°↑、U1-NA：10.63mm↑，上中切牙唇倾及突倾斜度偏大及凸度偏大。L1-NB：35.1°↑、L1-NB：9.68mm↑，表示下中切牙倾斜度偏大及凸度偏大。

面高：N-ANS 50mm、ANS-ME 69.72mm、ANS-ME/N-ME 58%↑，表示面下部高，占全面高百分比增大，面下1/3过长。

S-GO 79.84mm、S-Go/N-Me 66.6%↑＞65%，表示后面高及面深度较前面高生长明显，下颌向前上旋转。属逆时针水平生长型。

诊断

牙性安氏Ⅰ类，骨性Ⅰ类，前牙局部开𬌗。

术前评估

根据现病史得知，此患者骨组织发育正常，上颌矢状补偿曲线曲度大，下颌矢状𬌗曲线较平，上前牙萌出不足，前牙槽发育不足，上颌后牙及牙槽发育过度，属于牙性轻度开𬌗；唇部位于E线前，微突。

治疗计划

鉴于患者骨组织发育正常，牙性开𬌗，面部嘴唇微突，综合考虑，首先应改正不良伸舌习惯。

（1）拔除4颗第二前磨牙矫治。

（2）排齐整平牙列。

（3）解除开𬌗，建立正常覆𬌗覆盖。

（4）关闭拔牙间隙，内收上下前牙（支抗钉待定）。

（5）精细调整。

（6）保持。

【矫治阶段】

1. 初上矫治器（2015-06-23）（图16-1-7～图16-1-12）

（1）上颌UR6及UL6放置TPA附腭珠，做舌功能训练，改善吐舌习惯，防止开𬌗复发。

（2）拔除4颗第二前磨牙，压迫止血半小时。

（3）上下颌放置0.014in镍钛卵圆形丝+树脂球固定排齐。常规医嘱，4周后复诊。

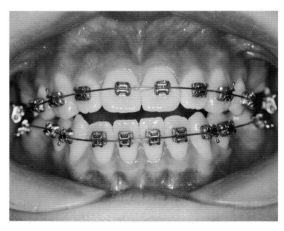
图16-1-7

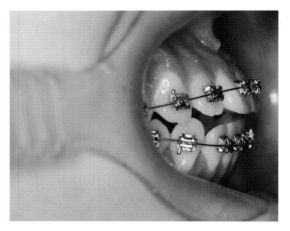
图16-1-8

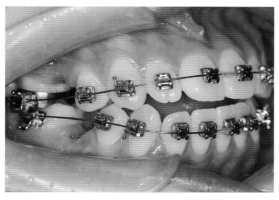

图16-1-9

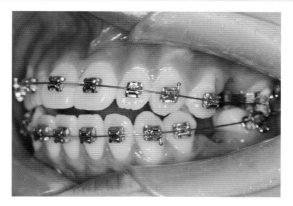

图16-1-10

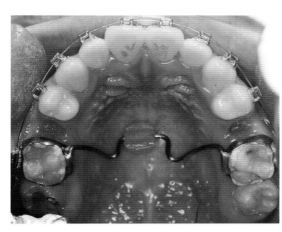

图16-1-11

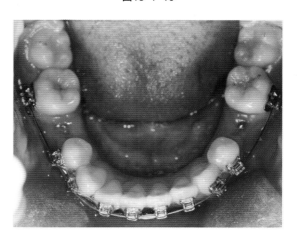

图16-1-12

2. 初上蛤蟆弓（2015-07-23）（图16-1-13～图16-1-20）

检查：拔牙创口愈合，牙列较前稍排齐。

处理：

（1）上颌放置0.016in澳丝分别在尖牙与第一前磨牙间弯制带圈垂直闭隙曲，使得牙弓分段，应力中断，利于前牙开𬌗解决。4颗切牙"∞"形结扎，两中切牙用0.3mm结扎丝做牵引钩，第一前磨牙与第一磨牙短距橡皮链牵引，应用0.018in澳丝弯制蛤蟆弓，倒置结扎固定。

（2）下颌换0.016in澳丝，分别在尖牙与第一前磨牙带圈闭隙曲，切牙"∞"形结扎，两侧切牙做牵引钩。用0.018in澳丝弯制蛤蟆弓，倒置结扎。

（3）用1/4in橡皮圈在上颌尖牙及对侧中切牙与下侧切牙做2个重叠的倒三角形牵引，使得后牙紧密咬合，利于前牙开𬌗减少。

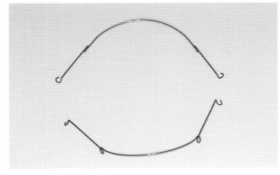

图16-1-13

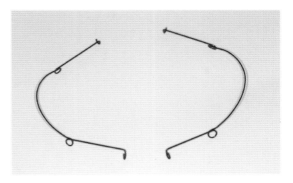

图16-1-14

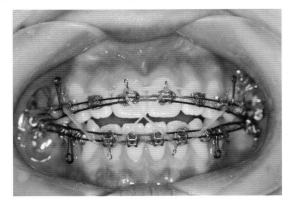

图16-1-15

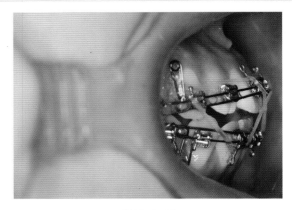

图16-1-16

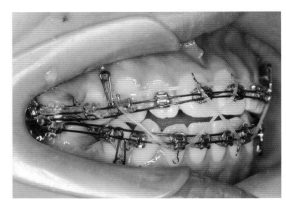

图16-1-17

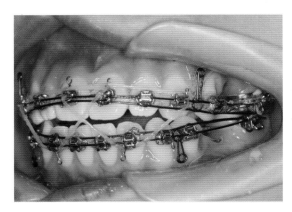

图16-1-18

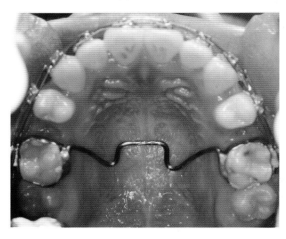

图16-1-19

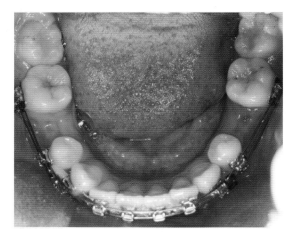

图16-1-20

3. 建立覆𬌗覆盖（2015-08-19）

检查：开𬌗已解除，上下前牙建立覆𬌗覆盖关系。UL3近中舌侧扭转（图16-1-21～图16-1-24）。

处理（图16-1-25～图16-1-30）：

（1）拆除上下颌蛤蟆弓及带圈垂直闭隙曲正畸主弓丝。

（2）上颌放置0.018in澳丝在第一磨牙前弯制外展弯，防止弓丝滑动。尖牙舌侧粘接舌侧扣。

（3）双侧尖牙与第一磨牙颊侧分别挂橡皮链，UR3舌侧扣至TPA穿针引线牵引，TPA穿针引线UL3与UL4间绕主弓丝下方至UL3近中绕过近中邻接至UL3，纠正其扭转。

（4）下颌0.018in澳丝在第一磨牙前弯制外展弯，LR23及LL23之间分别挂橡皮链"穿针引线"至第一磨牙颊面管。上下颌前牙段"∞"形结扎。

（5）双侧挂1/4in橡皮圈进行三角形Ⅱ类颌间牵引保持。4周后复诊。

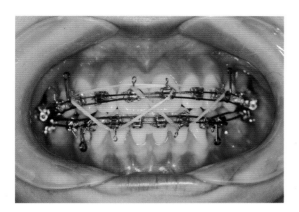

图16-1-21

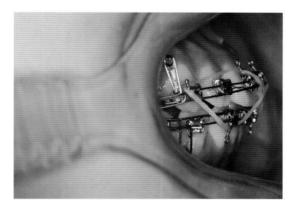

图16-1-22

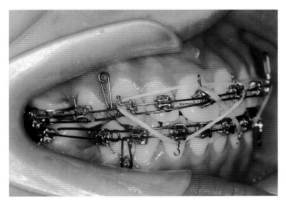

图16-1-23

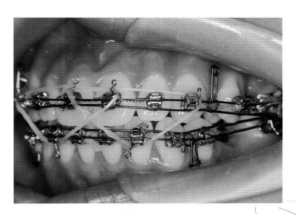

图16-1-24

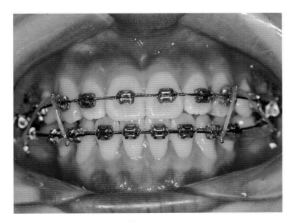

图16-1-25

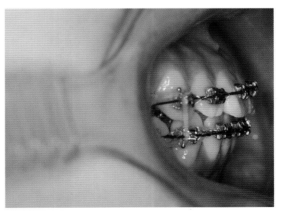

图16-1-26

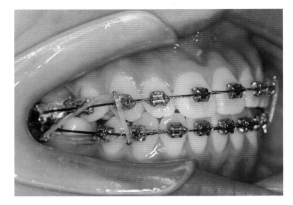

图16-1-27

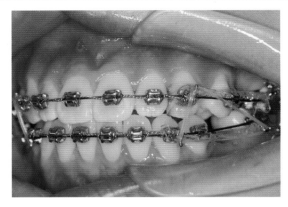

图16-1-28

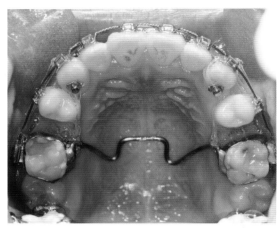

图16-1-29

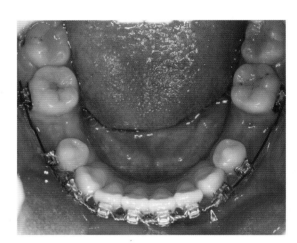

图16-1-30

4. 关闭剩余拔牙间隙（2015-09-19）

检查：前牙达到正常覆𬌗覆盖患者面像如图16-1-31～图16-1-34。

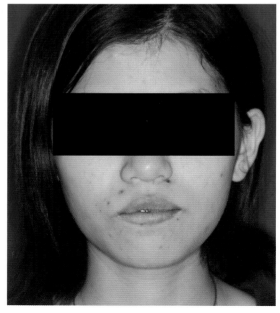

图16-1-31

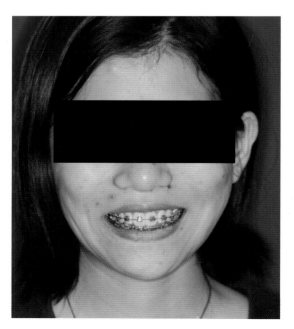

图16-1-32

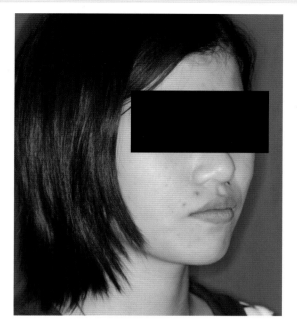

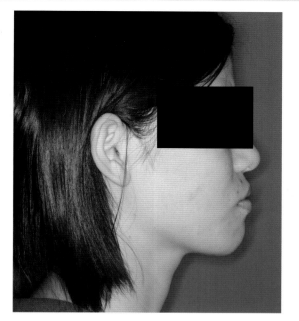

图16-1-33

图16-1-34

处理：继续进行颌内水平牵引关闭剩余拔牙间隙（图16-1-35～图16-1-40）。

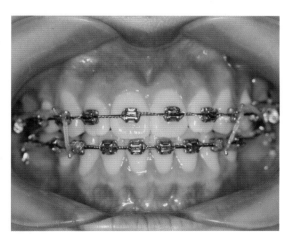

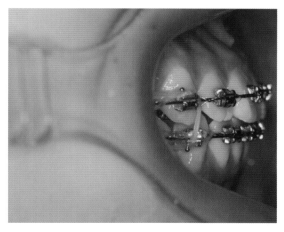

图16-1-35

图16-1-36

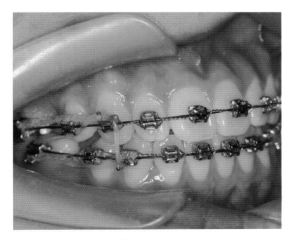

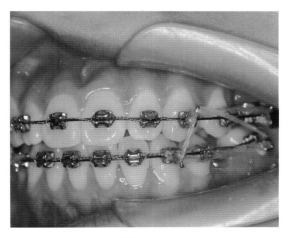

图16-1-37

图16-1-38

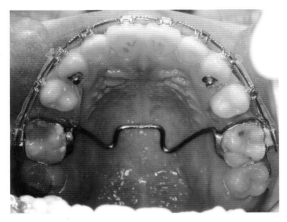

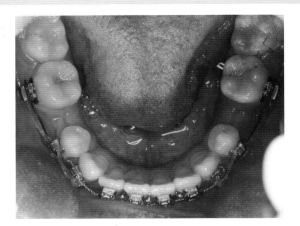

图16-1-39

图16-1-40

5. 复诊处置（2016-05-21）

检查：上下颌前牙覆𬌗覆盖加深（图16-1-41～图16-1-46）。

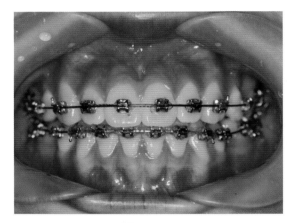

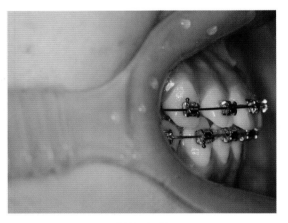

图16-1-41

图16-1-42

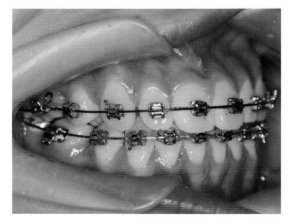

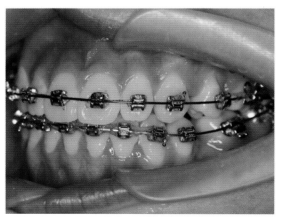

图16-1-43

图16-1-44

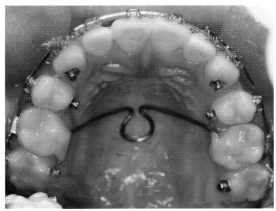

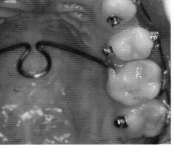

图16-1-45　　　　　　　　　　　　图16-1-46

处理（图16-1-47～图16-1-52）：

（1）上颌0.017in×0.025in方丝弯制T形曲，末端回弯加力。

（2）下颌0.017in×0.025in方丝弯制靴形曲。

（3）右侧T形曲至LR6舌侧和左侧T形曲至LL6舌侧分别挂3/16in橡皮圈实施Ⅱ类颌间牵引。

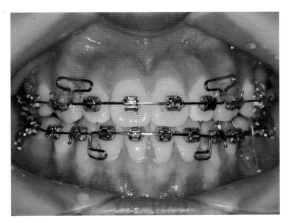

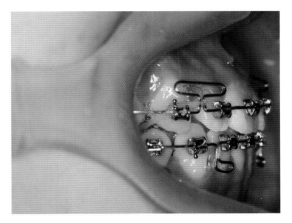

图16-1-47　　　　　　　　　　　　图16-1-48

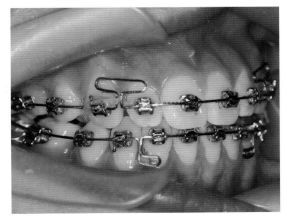

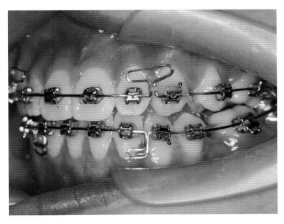

图16-1-49　　　　　　　　　　　　图16-1-50

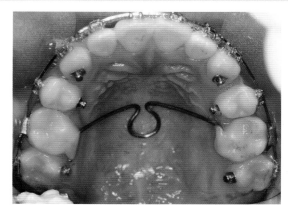
图16-1-51

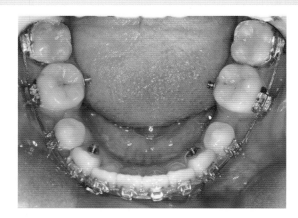
图16-1-52

6. 复诊处置（2016-06-30）

检查：下颌中线右偏0.5mm，前牙覆殆覆盖正常。

处理：重新调整下颌弓丝，UR6、UR7，UL6、UL7，LR6、LR7，LL6、LL7分别"∞"形结扎，右侧上颌T形曲至UR6/下颌靴形曲至LR6，左侧上颌T形曲至UL6/下颌靴形曲至LL6短距橡皮链牵引，左侧Ⅲ类牵引，右侧Ⅱ类牵引，调整中线（图16-1-53～图16-1-58）。

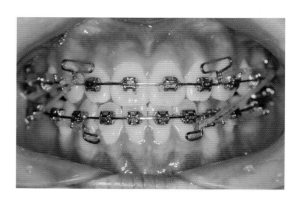
图16-1-53

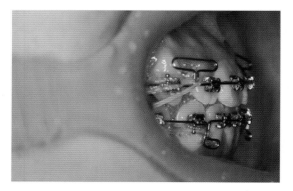
图16-1-54

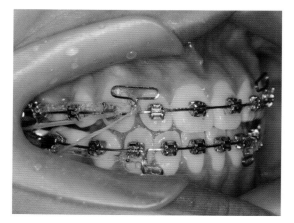
图16-1-55

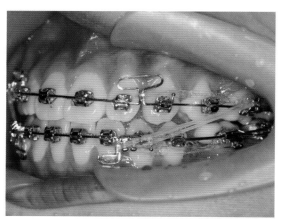
图16-1-56

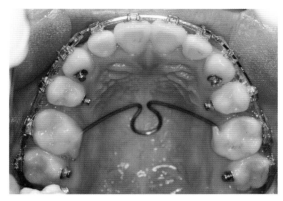

图16-1-57

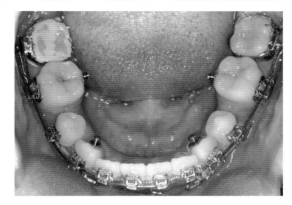

图16-1-58

7. 复诊处置（2016-07-19）

患者面像如图16-1-59～图16-1-62。

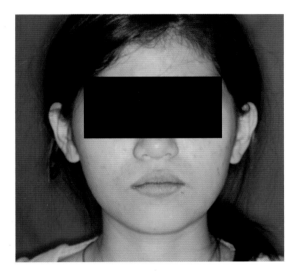

图16-1-59

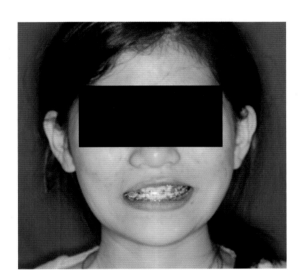

图16-1-60

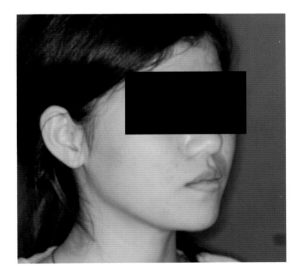

图16-1-61

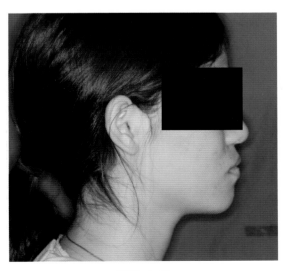

图16-1-62

检查：磨牙中性关系，下中线右偏约1.5mm，上尖牙近远中散在间隙，LR4至LR6间隙约2.5mm，LL4至LL6间隙约3.5mm。

处理：

（1）上颌右侧T形曲至UR6和左侧T形曲至UL6挂橡皮链，回抽加力（图16-1-63～图16-1-68）。

（2）下颌解除LL6、LL7和LR6、LR7的"∞"形结扎，右下靴形曲至LR6和左下靴形曲至LL6分别挂橡皮链，左1条，右2条。

（3）右上T形曲至LR6颊舌两侧挂1/4in橡皮圈实施复合牵引，左上T形曲至LL6舌侧挂1/4in橡皮圈，实施Ⅱ类牵引。

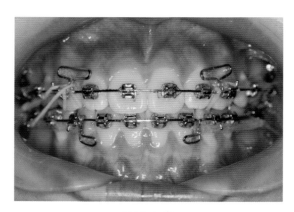

图16-1-63

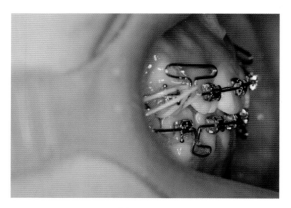

图16-1-64

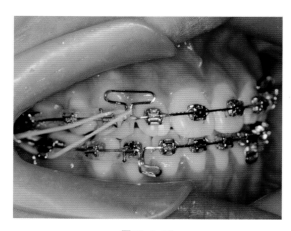

图16-1-65

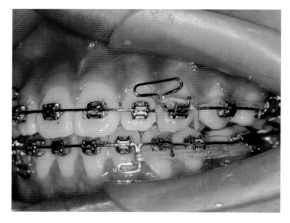

图16-1-66

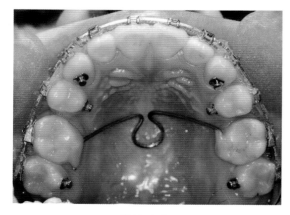

图16-1-67

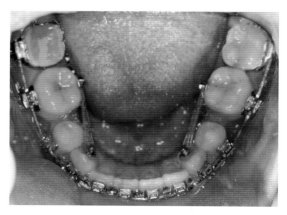

图16-1-68

8. 复诊处置（2016-08-12）

检查：LR6与LR7之间有1mm间隙，LL4至LL6之间有2.5mm间隙，LR7带环松动。

处理：1. 上颌原弓丝加摇椅弓，前牙转矩，右上T形曲至UR6和左上T形曲至UL6挂橡皮链关闭间隙，回抽加力（图16-1-69～图16-1-74）。

2. LR7带环重粘，下颌原弓丝加摇椅弓，前牙加转矩，LR3至LR6"∞"形结扎，LL3至LL6双轨移动关闭间隙。

3. 右上T形曲至UR4/LR6、LR7和左上T形曲至UL4/LL6、LL7分别挂1/4 in橡皮圈，实施四边形牵引。

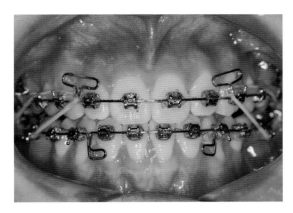

图16-1-69

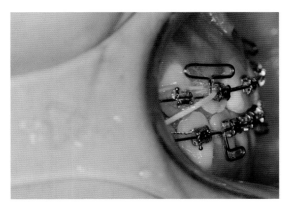

图16-1-70

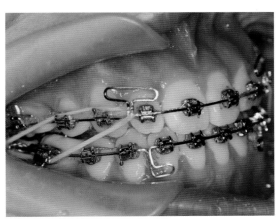

图16-1-71

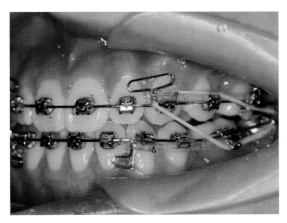

图16-1-72

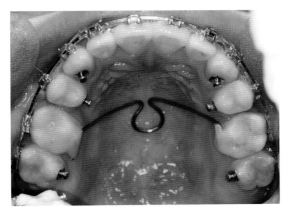

图16-1-73

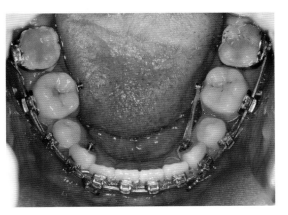

图16-1-74

9. 复诊处置（2016-09-15）

检查：LR4至LR6之间约1.5mm间隙，LL4至LL6之间约0.5mm间隙，下中线左偏0.5mm。

处理：去除TPA，上下弓丝加正转矩，下颌左下靴形曲至LL6挂橡皮链牵引，右下靴形曲至LR6挂橡皮链双轨牵引，右上T形曲/LR4至LR6和左上T形曲/LL6至LL7分别挂1/4橡皮圈实施Ⅱ类牵引（图16-1-75～图16-1-80）。

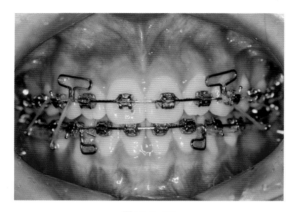

图16-1-75

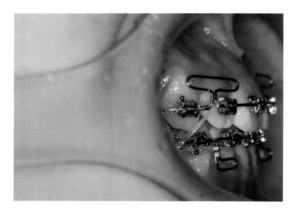

图16-1-76

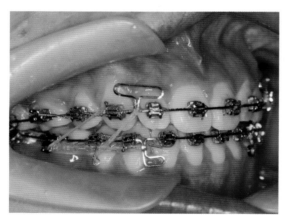

图16-1-77

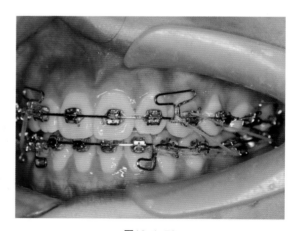

图16-1-78

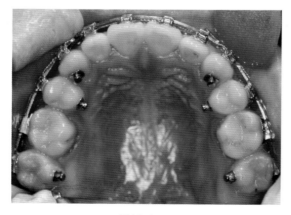

图16-1-79

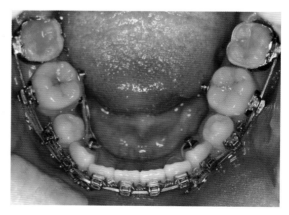

图16-1-80

10. 矫治后期（2017-09-17）

患者面像如图16-1-81～图16-1-84。

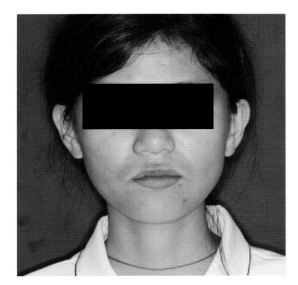
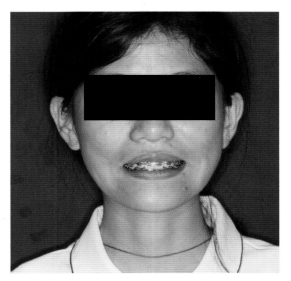

图16-1-81　　　　　　　　　　　图16-1-82

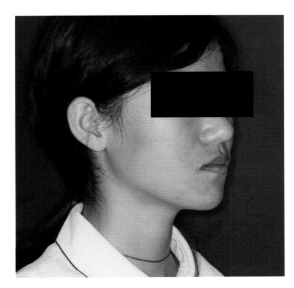
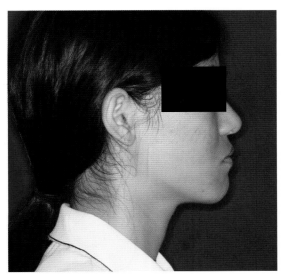

图16-1-83　　　　　　　　　　　图16-1-84

检查：前牙覆𬌗、覆盖正常，上下牙列中线基本对齐，LR4于对颌牙咬合欠佳。

处理：

（1）下颌原0.017in×0.025in不锈钢方丝于LR4处打微小抬高曲调整咬合（图16-1-85～ 图16-1-90）。

（2）拆除上下颌牙列舌侧粘接的舌侧扣。

（3）UR3/LR3至LR6挂1/4in橡皮圈实施正三角形颌间弹力牵引；UL4至UL6/LL3、LL4两个连续靴形曲挂1/4in橡皮圈实施四边形牵引。

精细调整后牙咬合关系，继续调整牙列中线。

临床矫治体会

笔者为该前牙开𬌗的患者设计了一套组合拳的矫治治疗方案。

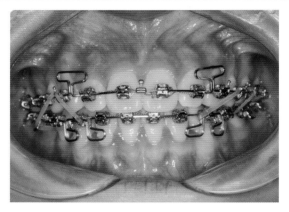

图16-1-85

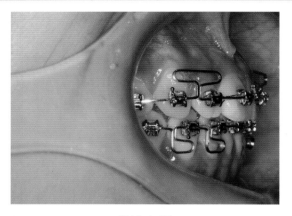

图16-1-86

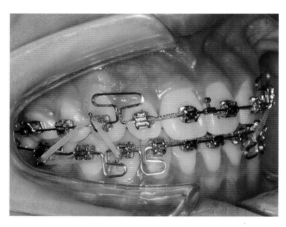

图16-1-87

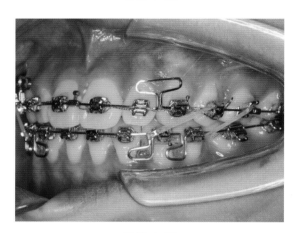

图16-1-88

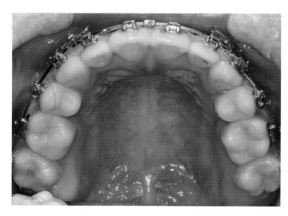

图16-1-89

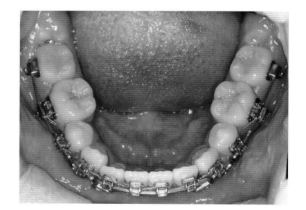

图16-1-90

（1）设计靠后拔牙，拔除4颗第二前磨牙。

（2）在牙列基本排齐后，使用0.016in澳丝分别在尖牙与第一前磨牙间弯制垂直带圈闭隙曲，利用内收前牙关闭间隙的钟摆效应，在一定程度上能获得加深覆𬌗、减小开𬌗的作用。

（3）双颌牙列使用了蛤蟆弓技术，采用倒过来结扎方式，起到压低后牙、伸长前牙的作用，解决前牙开𬌗。

（4）垂直闭隙曲的钟摆效应、前牙段的交臂倒三角形颌间弹力垂直牵引与倒扎双颌蛤蟆弓共同构筑成一套组合拳，形成𬌗力来矫治开𬌗畸形，并加深前牙覆𬌗，达到一定的过矫正，从而获得良好的矫治效果。

| 第二节 | 蛤蟆弓矫治开骀畸形案例-2 |

初诊（2016-04-09）

患者初诊时面像如图16-2-1～图16-2-4，牙骀像如图16-2-5～图16-2-10。

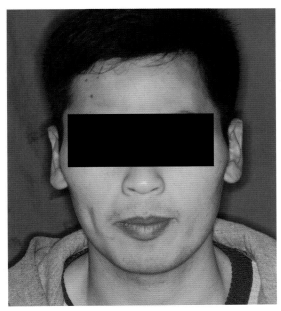

图16-2-1

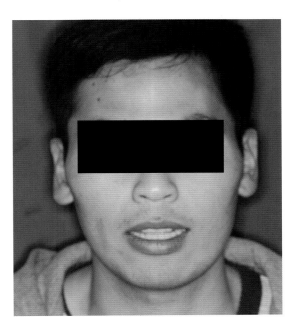

图16-2-2

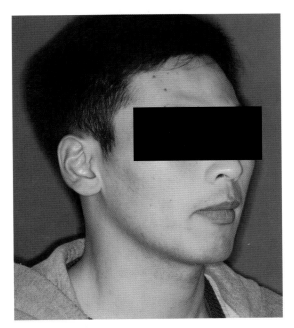

图16-2-3

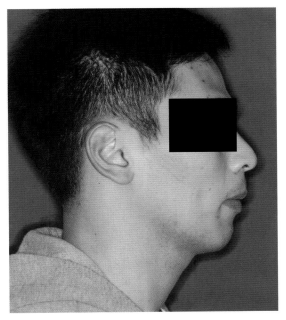

图16-2-4

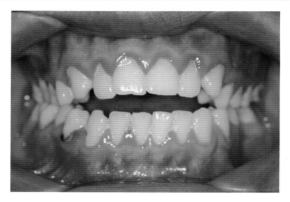
图16-2-5

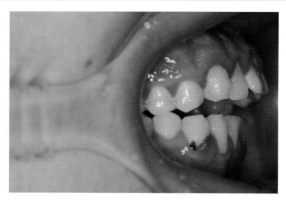
图16-2-6

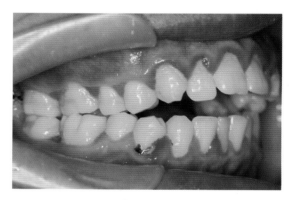
图16-2-7

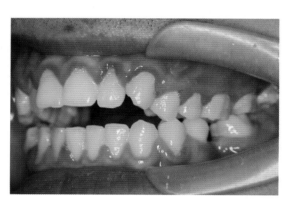
图16-2-8

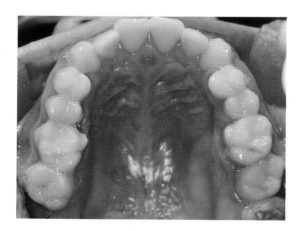
图16-2-9

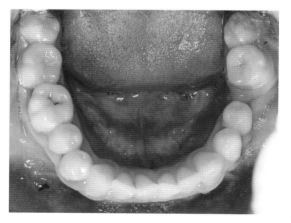
图16-2-10

案例基本情况

主诉：前牙不能对咬，进食不便。

现病史：替牙后发现牙齿有问题，不能对咬，未做相关处理，现来我院要求正畸治疗。

既往史：患者曾于2012年在外院治疗，拔除龋坏LL6，无正畸治疗史。

家族史：无类似错𬌗畸形家族史。

检查：口外、正面观、左右面部基本对称。

侧面观：凸面型。

颞下颌关节：两侧关节运动不同步，无压痛、无关节弹响不适等症状。

恒牙列：全口共有31颗牙，LL6缺失（龋坏拔除），口腔卫生较差。

模型分析：前牙覆盖7mm，上下切牙切端间垂直向距离7mm，上牙列拥挤4mm，左侧磨牙中性关系，右侧磨牙远中尖对尖关系，下颌中线左偏约为2mm，Bolton指数为76.76%。

侧位片头影测量数据分析：SNA：82.5°，SNB：74°，ANB：8.5°↑，U1-L1：118.2°，U1-SN：104.6°，L1-MP：87.7°，SN-MP：42.4°↑，FH-MP：30°，Y轴：69.9°（图16-2-11）。

全景片示：恒牙列，全口31颗牙，UR8埋伏阻生，LL6缺失（图16-2-12）。

诊断：安氏Ⅱ类第1分类亚类，骨性Ⅱ类，高角，前牙开𬌗。

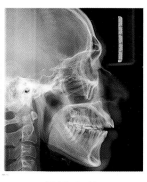

SNA: 82.5°
SNB: 74°
ANB: 8.5°
U1-SN: 104.6°
U1-L1: 118.2°
L1-MP: 87.7°
SN-MP: 42.4°
FH-MP: 30°
Y轴: 69.9°

图16-2-11

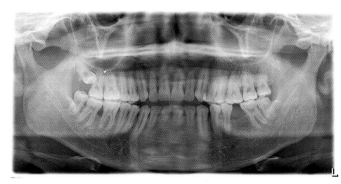

图16-2-12

【矫治阶段】

1. 初上矫治器（2016-04-23）

矫治前处理：拔除UR5、LR5、UL5；UR6、UL6试带环（32#），取模制作TPA。

矫治处理（图16-2-13～图16-2-18）：

（1）全口牙粘接金属自锁托槽。

（2）UR6、UL6粘固TPA装置。

（3）上下颌自锁托槽0.014in镍钛圆丝入槽排齐牙列。

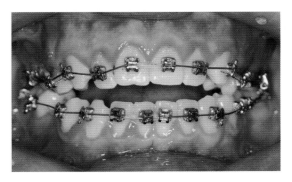

图16-2-13

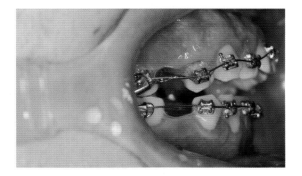

图16-2-14

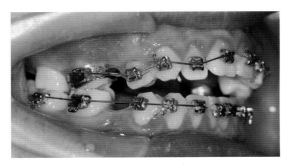

图16-2-15

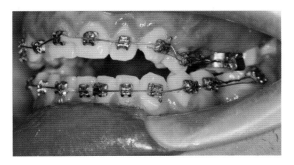

图16-2-16

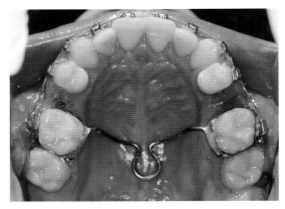

图16-2-17

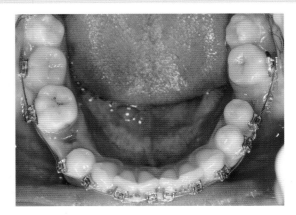

图16-2-18

2. 排齐阶段（2016-05-13）

患者面像如图16-2-19~图16-2-22。

检查：上下牙列较前排齐。

处理（图16-2-23~图16-2-28）：

（1）UR7、UL7颊侧粘接磨牙托槽，其舌侧粘接颊面管。

（2）两侧颧突处各植入一个2mm×10mm的种植钉，左右颧突钉分别与两侧磨牙结扎固定。

（3）用0.8mm不锈钢丝弯制了附件牵引钩，结扎固定于TPA远中U形曲突处（其位置与上颌第二磨牙对应），使用结扎丝分别与UR7、UL7舌面颊面管结扎固定。

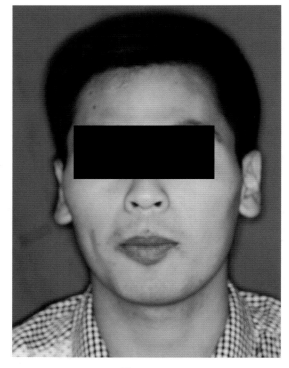

图16-2-19

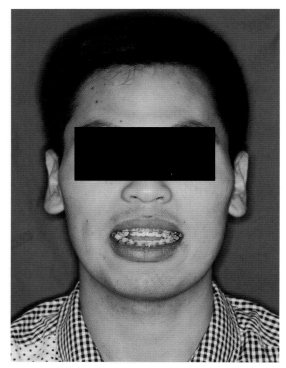

图16-2-20

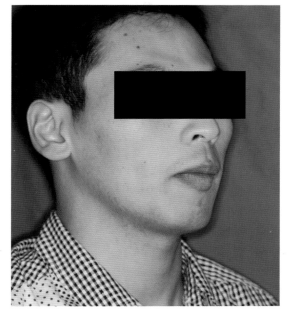
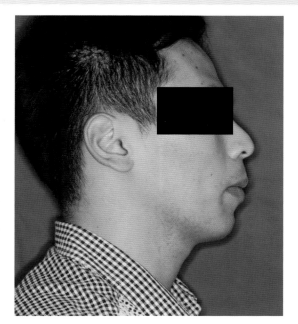

图16-2-21　　　　　　　　　　　图16-2-22

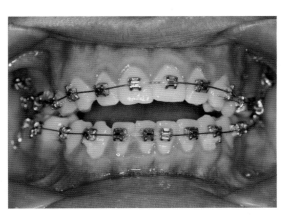
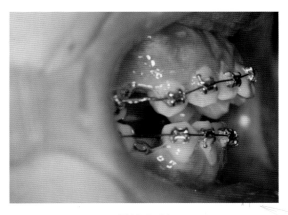

图16-2-23　　　　　　　　　　　图16-2-24

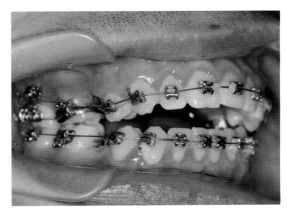
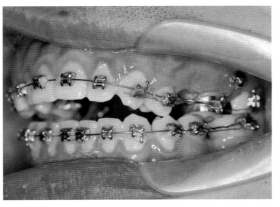

图16-2-25　　　　　　　　　　　图16-2-26

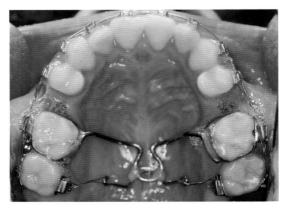

图16-2-27

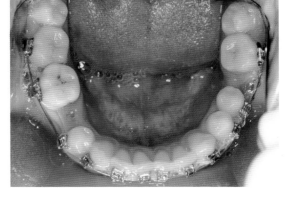

图16-2-28

3. 复诊处置（2016-06-18）

检查：上下中切牙切端垂直向距离5mm，较前已降低2mm（图16-2-29～图16-2-34）。

处理（图16-2-35～图16-2-40）：

（1）上、下颌更换0.016in澳丝弯制带圈闭隙曲。

（2）上颌颧突钉与第一磨牙、第二磨牙挂链状橡皮圈，第二磨牙舌侧拉簧与TPA牵引钩牵引共同压低磨牙，通过压低磨牙可有效减小前牙开𬌗程度。

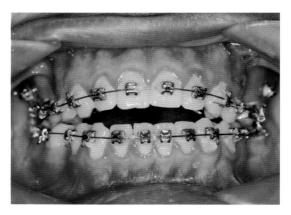

图16-2-29

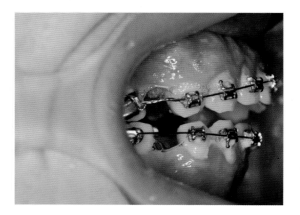

图16-2-30

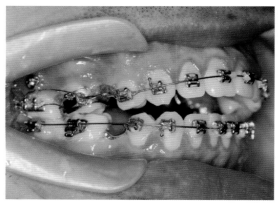

图16-2-31

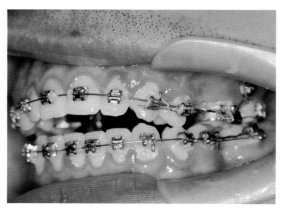

图16-2-32

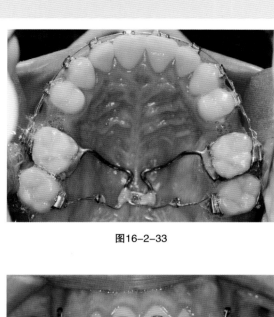

图16-2-33

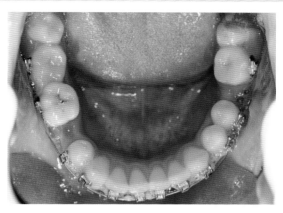

图16-2-34

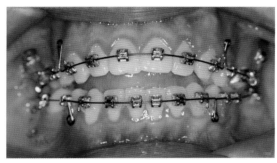

图16-2-35

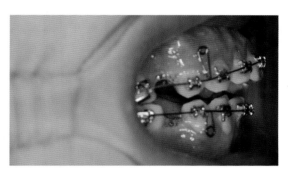

图16-2-36

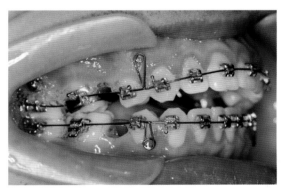

图16-2-37

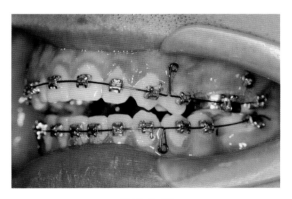

图16-2-38

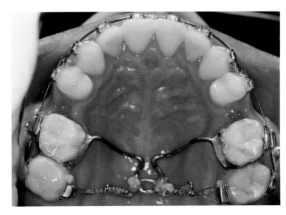

图16-2-39

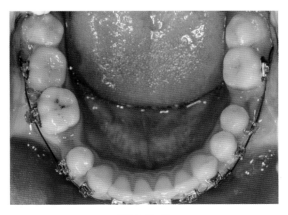

图16-2-40

4. 初上蛤蟆弓（2016-07-09）

患者面像如图16-2-41～图16-2-44。

检查：上下中切牙切端垂直向距离4mm，较前已降低3mm（图16-2-45～图16-2-50）。

处理（图16-2-51～图16-2-56）：

（1）采用0.018in澳丝弯制上下颌蛤蟆弓，分别倒扎固定于牙列。

（2）UR1、UL1制作结扎丝牵引钩。

（3）使用1/4in橡皮圈在上颌带圈闭隙曲及对侧中切牙与下颌带圈闭隙曲及尖牙做两个重叠交臂倒三角形颌间垂直牵引，加深前牙覆𬌗，协同矫治前牙开𬌗。

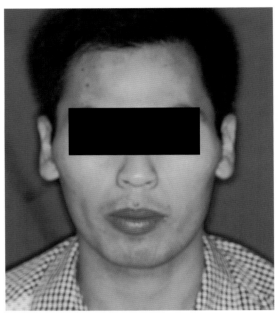

图16-2-41

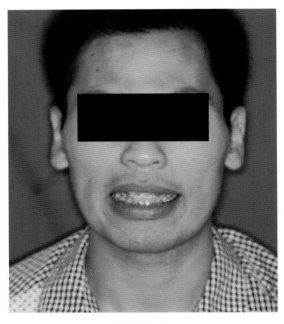

图16-2-42

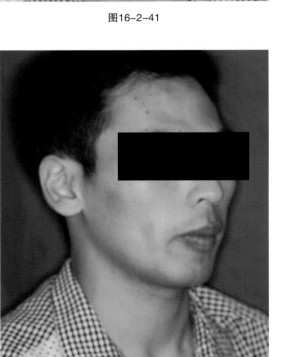

图16-2-43

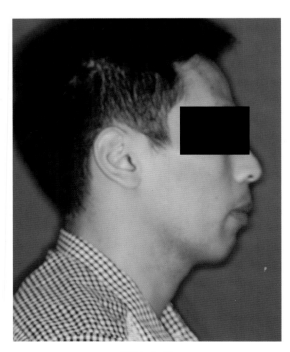

图16-2-44

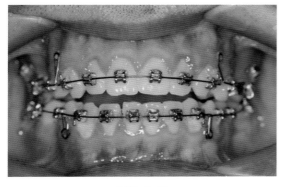

图16-2-45

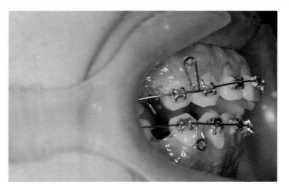

图16-2-46

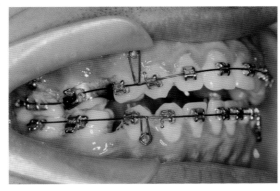

图16-2-47

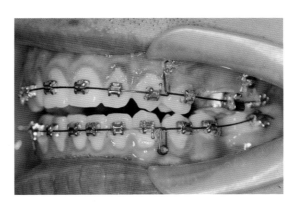

图16-2-48

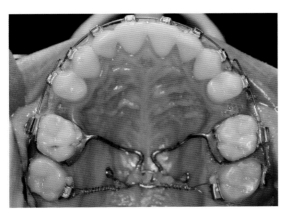

图16-2-49

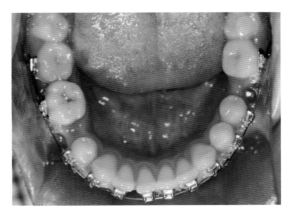

图16-2-50

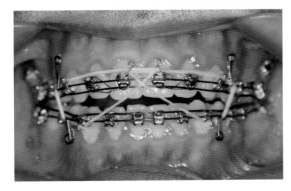

图16-2-51

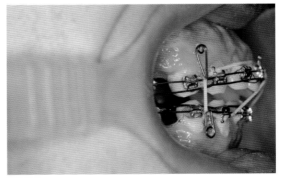

图16-2-52

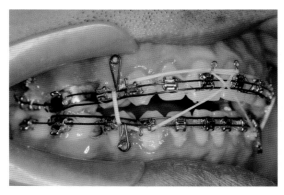

图16-2-53

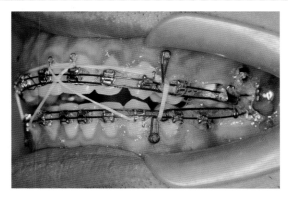

图16-2-54

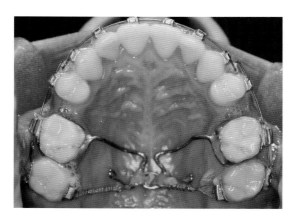

图16-2-55

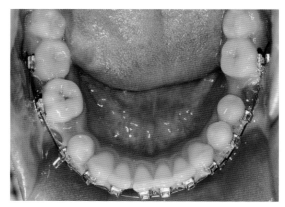

图16-2-56

5. 前牙建立覆𬌗覆盖关系，关闭拔牙间隙（2016-08-06）

检查：两侧颧突钉松动，前牙区有浅覆𬌗、浅覆盖，开𬌗解除（图16-2-57～图16-2-62）。

处理（图16-2-63～图16-2-68）：

（1）上颌两侧颧突钉重新固位，拆除上下颌蛤蟆弓。

（2）上颌更换0.017in×0.025in不锈钢方丝弯制T形曲。

（3）下颌更换0.017in×0.025in不锈钢方丝弯制靴形曲。

（4）LL4、LL7、LR3、LR6粘接舌侧扣，LR4至LL4唇侧"∞"形连续结扎。

（5）下颌LL7与靴形曲，LR6与靴形曲颊侧挂橡皮链；LR6 /LR3、LL7 /LL4舌侧挂橡皮链，实施双轨牵引，关闭拔牙间隙。

（6）更换上颌双侧颧突钉至磨牙间橡皮链。

（7）用1/4in橡皮圈在上颌双侧T形曲及对侧中切牙与下颌靴形曲及尖牙做两个重叠倒三角形颌间牵引，下颌磨牙与上颌T形曲做Ⅱ类颌间牵引。

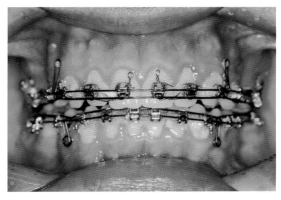

图16-2-57

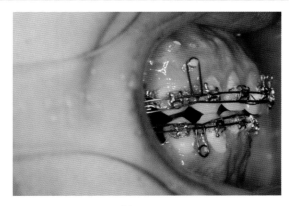

图16-2-58

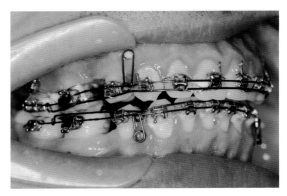

图16-2-59

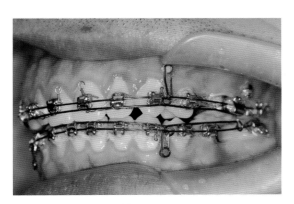

图16-2-60

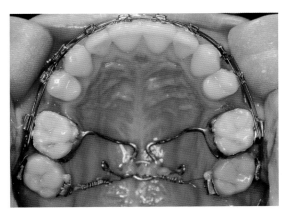

图16-2-61

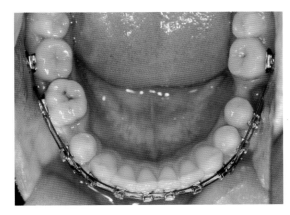

图16-2-62

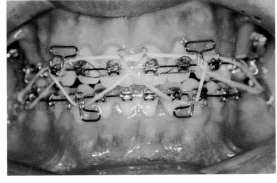

图16-2-63

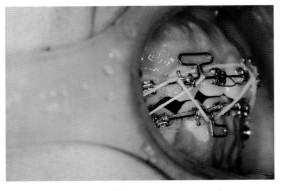

图16-2-64

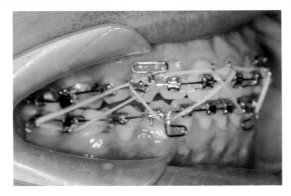

图16-2-65

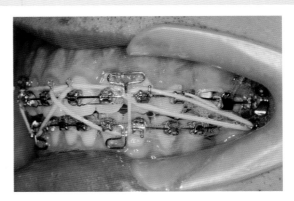

图16-2-66

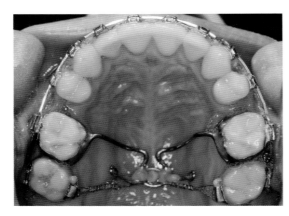

图16-2-67

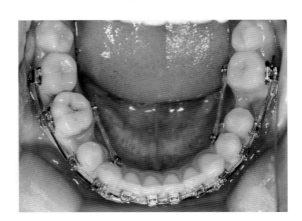

图16-2-68

6. 复诊处置（2016-09-04）

患者面像如图16-2-69～图16-2-72所示。

检查：上下前牙覆𬌗加深，上前牙切端咬至下颌前牙托槽上缘（图16-2-73～图16-2-78）。

处理（图16-2-79～图16-2-84）：

（1）更换上颌颧突钉至磨牙橡皮链，更换下颌双轨牵引橡皮链。

（2）颌间弹力牵引方式同前。

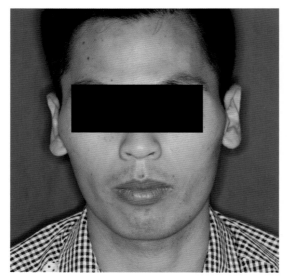

图16-2-69

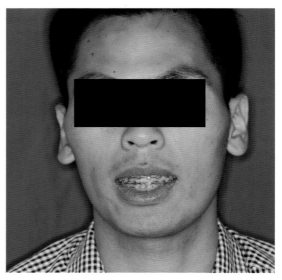

图16-2-70

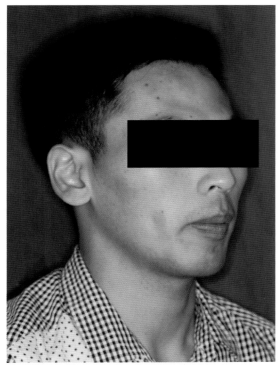

图16-2-71

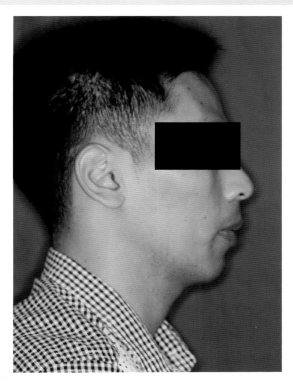

图16-2-72

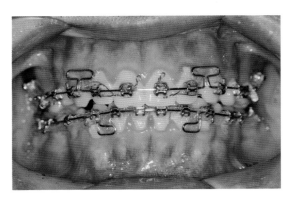

图16-2-73

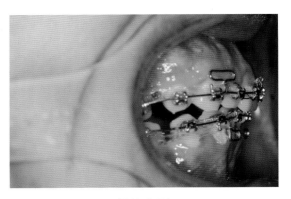

图16-2-74

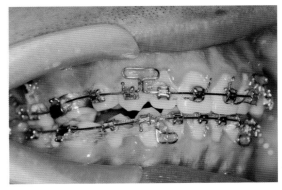

图16-2-75

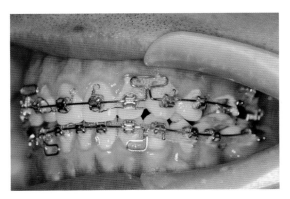

图16-2-76

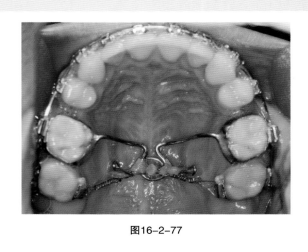

图16-2-77

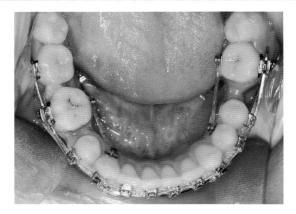

图16-2-78

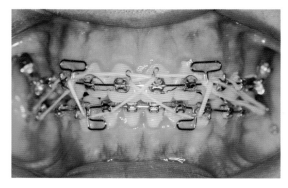

图16-2-79

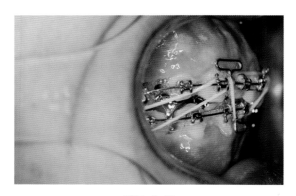

图16-2-80

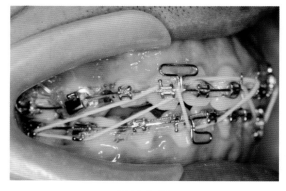

图16-2-81

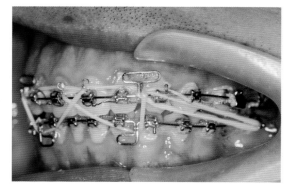

图16-2-82

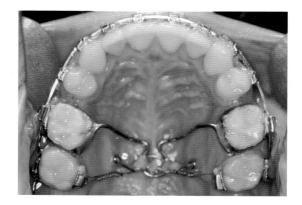

图16-2-83

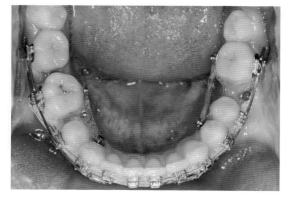

图16-2-84

7.复诊处置（2016-10-13）

　　检查：前牙覆𬌗加深，上前牙切端咬至下颌切牙1/2处；UR3、UR4与对颌牙无咬合接触（图16-2-85～图16-2-90）。

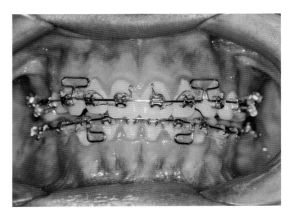

图16-2-85

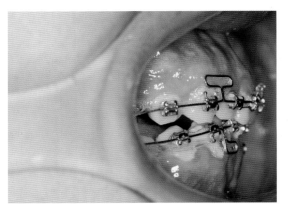

图16-2-86

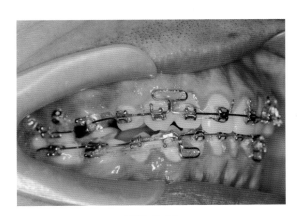

图16-2-87

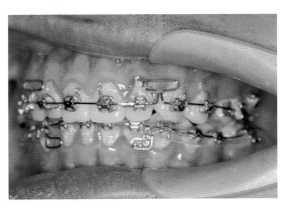

图16-2-88

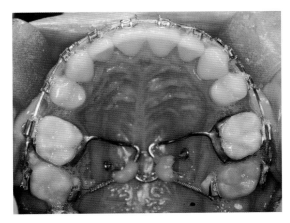

图16-2-89

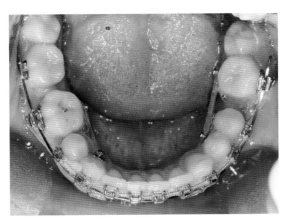

图16-2-90

处理（图16-2-91～图16-2-96）：

（1）上颌去除腭部TPA及磨牙带环，UR6、UL6粘接颊面管。

（2）上颌更换0.017in×0.025in镍钛方丝，UR1/UL1之间置放钳夹固定式游离牵引钩，UR4/UL4远中制作结扎丝牵引钩。

（3）下颌更换0.017in×0.025in不锈钢方丝，于两侧侧切牙、尖牙、第一前磨牙间方丝上弯制双靴形曲。

（4）为了控制前牙覆𬌗加深，上颌使用了0.018in澳丝弯制的长腿蛤蟆弓。

（5）上颌第一前磨牙远中牵引钩与下颌第一磨牙及第一前磨牙/尖牙间靴形曲用1/4in橡皮圈做三角形颌间垂直牵引，与蛤蟆弓协同升高后牙，以便建立牙列中段咬合接触。

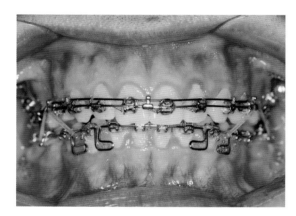

图16-2-91

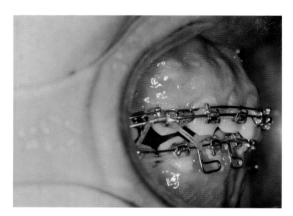

图16-2-92

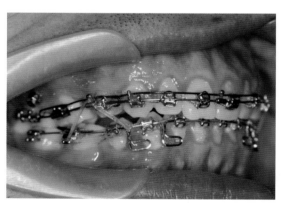

图16-2-93

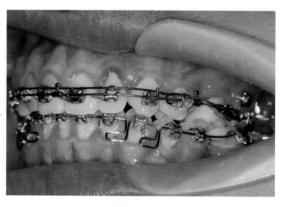

图16-2-94

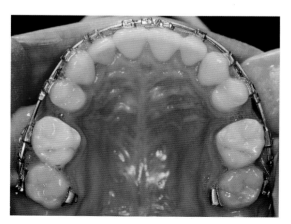

图16-2-95

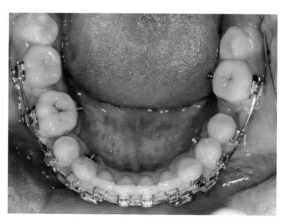

图16-2-96

8. 复诊处置（2016-11-05）

患者面像如图16-2-97~图16-2-100。

口内检查：双侧后牙覆殆覆盖较前改善，左侧后牙覆盖较大。上下牙弓中段咬合关系较前有所改善（图16-2-101~图16-2-106）。

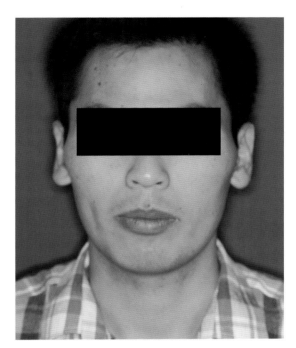

图16-2-97

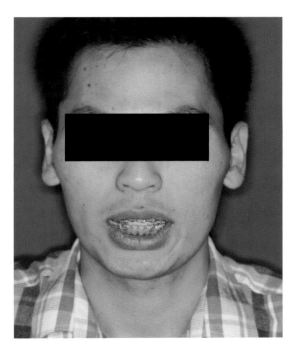

图16-2-98

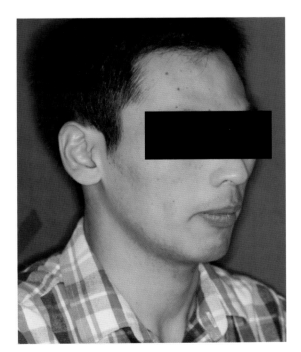

图16-2-99

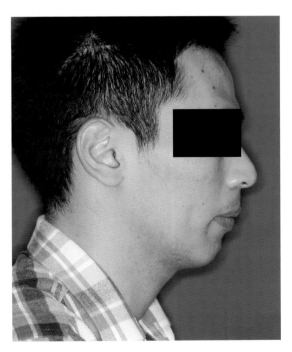

图16-2-100

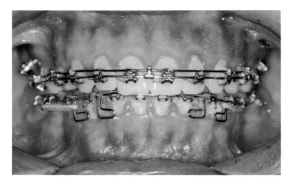

图16-2-101

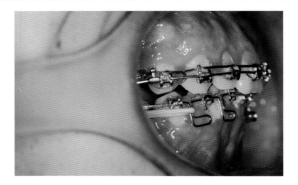

图16-2-102

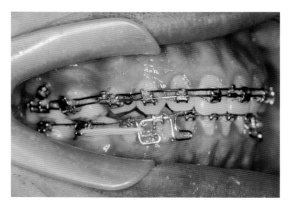

图16-2-103

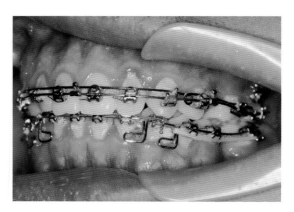

图16-2-104

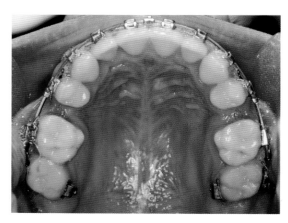

图16-2-105

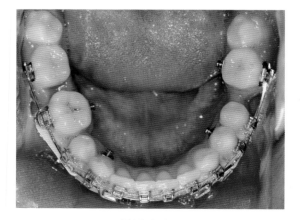

图16-2-106

处理（图16-2-107～图16-2-112）：

（1）上颌2颗中切牙制作舌侧咬合挡板。UR3至UL3"∞"形紧密结扎，UR6/UR7、UL6/UL7紧密"∞"形结扎。

（2）UR3、UL3舌侧粘接舌侧扣。

（3）上颌两侧第一磨牙至尖牙颊侧、第二磨牙舌侧至尖牙舌侧挂短距橡皮链，实施双轨牵引。

（4）下颌两侧第二磨牙颊侧至靴形曲、第二磨牙舌侧至尖牙舌侧挂橡皮链，实施双轨牵引，关闭拔牙间隙。

（5）LL7牵引正轴簧挂短距橡皮链至第一前磨牙、尖牙间的靴形曲。

（6）右侧UR4/LR6至靴形曲，UL4/LL7至靴形曲挂1/4in橡皮圈做三角形垂直牵引。

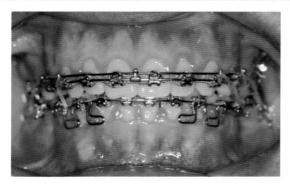

图16-2-107

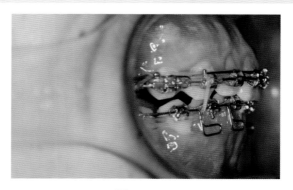

图16-2-108

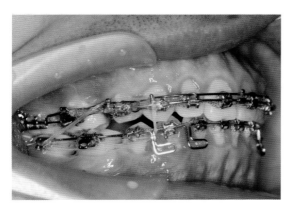

图16-2-109

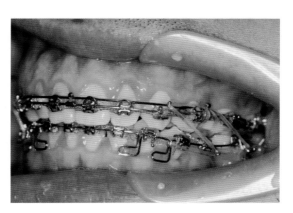

图16-2-110

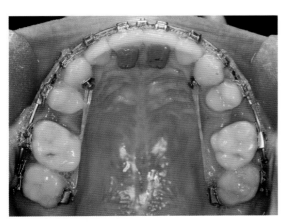

图16-2-111

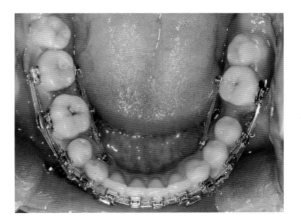

图16-2-112

9. 复诊处置（2016-12-03）

检查：双侧覆殆覆盖改善，前磨牙区域咬合欠佳，中线基本对齐。

处理（图16-2-113～图16-2-118）：

（1）下颌拆除原弓丝，调整弓形，前磨牙段弯摇椅曲。

（2）下颌拆除原"∞"形结扎，拆除磨牙牵引正轴簧。

（3）LR6颊侧至靴形曲；LL7颊侧至靴形曲挂橡皮链，LL7舌侧至尖牙舌侧挂橡皮链，实施双轨牵引，关闭磨牙拔牙间隙。

（4）UR6、UL6舌侧粘接舌侧扣，上颌侧切牙、尖牙间唇侧挂橡皮链至第一磨牙与尖牙、第一磨牙舌侧挂橡皮链实施双轨移动。

（5）UR4/LR6至下颌第二个靴形曲，UL4/LL5至下颌第二个靴形曲挂3/16in橡皮圈实施颌间垂直牵引。

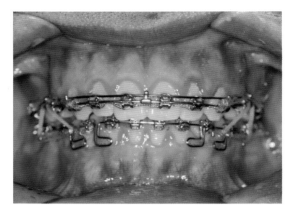

图16-2-113

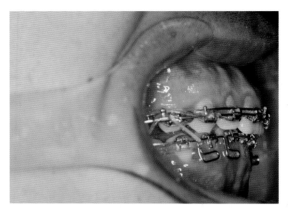

图16-2-114

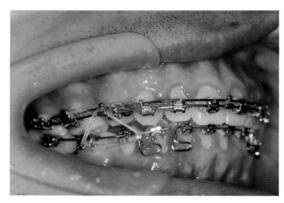

图16-2-115

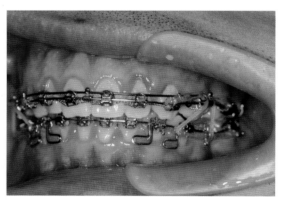

图16-2-116

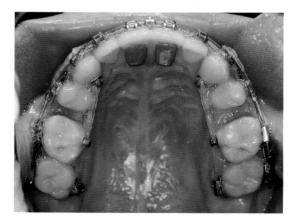

图16-2-117

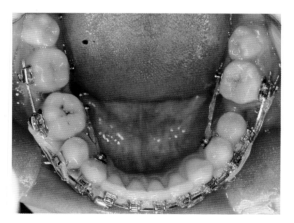

图16-2-118

10. 复诊处置（2017-01-14）

患者面像如图16-2-119～图16-2-122。

检查：UR6、UR4之间存在2mm间隙，UL6、UL4之间存在2mm间隙。LR6、LR4之间存在2mm间隙，LL7、LL4之间存在2mm间隙（图16-2-123～图16-2-128）。

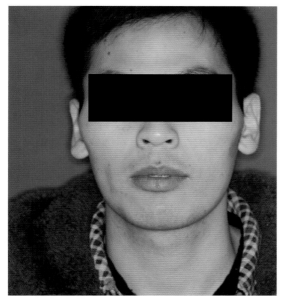

图16-2-119

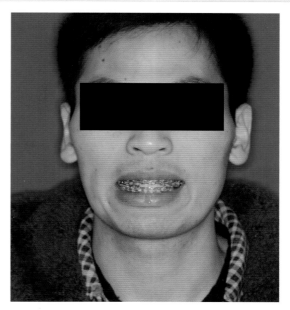

图16-2-120

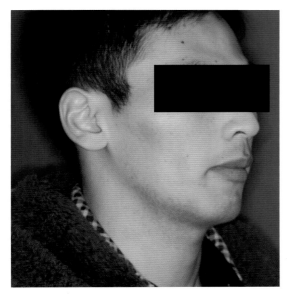

图16-2-121

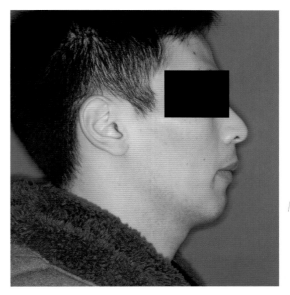

图16-2-122

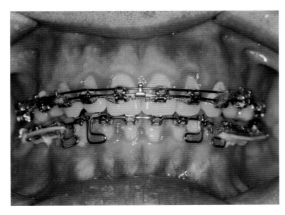

图16-2-123

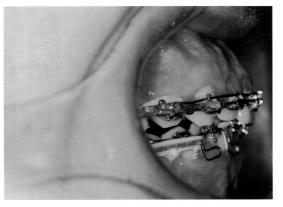

图16-2-124

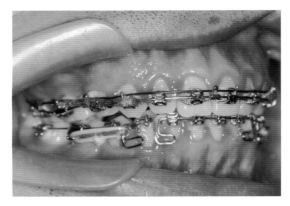

图16-2-125

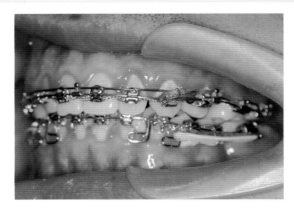

图16-2-126

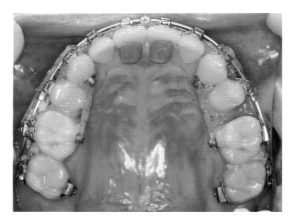

图16-2-127

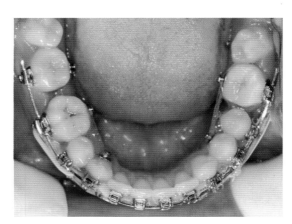

图16-2-128

处理（图16-2-129~图16-2-134）：

（1）上颌原弓丝、蛤蟆弓调整后重新结扎。

（2）下颌原弓丝后牙区弯爬坡曲。

（3）上颌双侧更换橡皮链实施双轨牵引，关闭拔牙间隙。

（4）UR4至UR6/LR4至LR6，UL4至UL6/LL4至LL7挂1/4in橡皮圈实施垂直四边形颌间牵引。

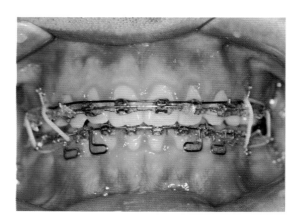

图16-2-129

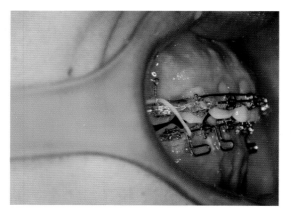

图16-2-130

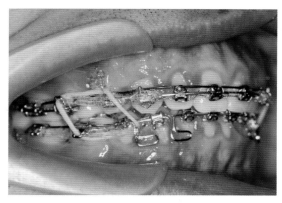

图16-2-131

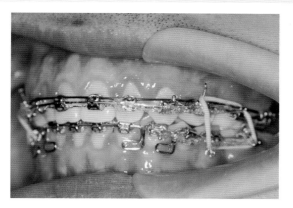

图16-2-132

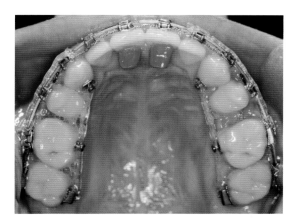

图16-2-133

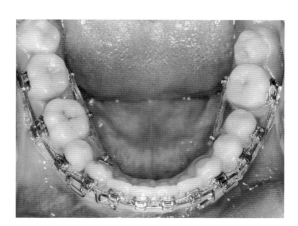

图16-2-134

11. 复诊处置（2017-02-11）

检查：左右两侧上下牙列中段咬合关系欠佳，下颌拔牙间隙基本关闭。UR2、UL2远中有余隙1mm，UL4至UL6之间间隙约4mm。

处理（图16-2-135～图16-2-140）：

（1）上颌维持原弓形。

（2）下颌原方丝加大摇椅曲度，更换上下颌橡皮链关闭余隙。

（3）颌间牵引方法同前。

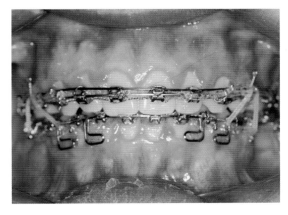

图16-2-135

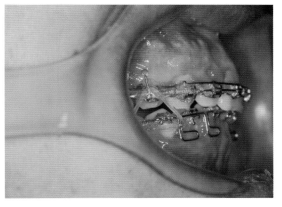

图16-2-136

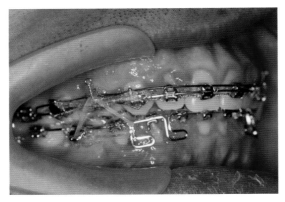

图16-2-137

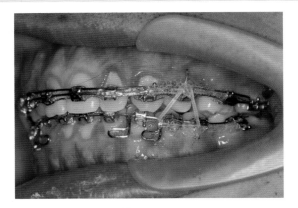

图16-2-138

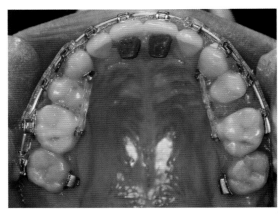

图16-2-139

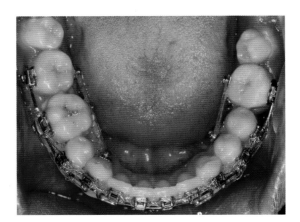

图16-2-140

（4）此阶段X线摄片检查如图16-2-141、图16-2-142。

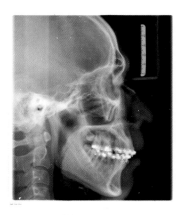

图16-2-141

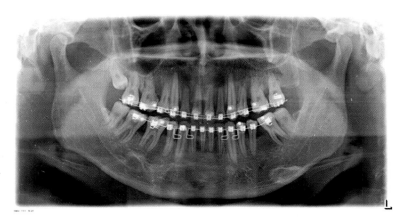

图16-2-142

12. 复诊处置（2017-03-12）

患者面像如图16-2-143～图16-2-146。

检查：上下颌前磨牙区域咬合欠佳，下颌牙龈增生、红肿，UL6至UL4之间存在2.5mm间隙。

处理（图16-2-147～图16-2-152）：

（1）下颌拆除原弓丝，0.018in澳丝弯制平弓+摇椅。

（2）LR7至LL6紧密"∞"形结扎。

（3）上颌更换橡皮链继续实施双轨牵引。

（4）UR3至UR6/LR4，UL3至UL6/LL5挂3/16in橡皮圈实施倒三角形颌间牵引。

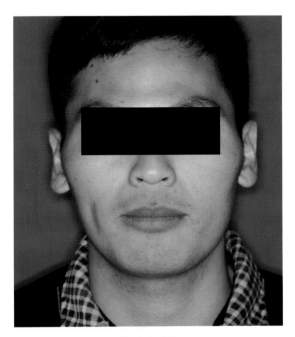

图16-2-143

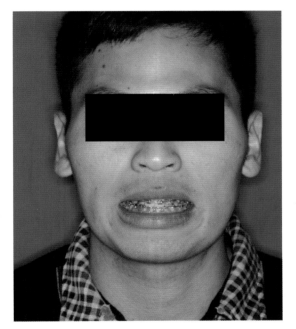

图16-2-144

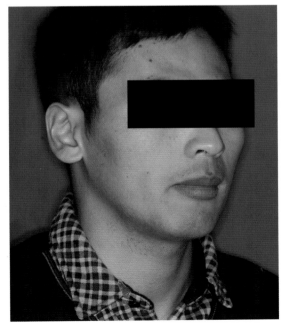

图16-2-145

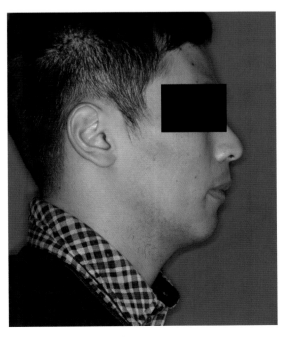

图16-2-146

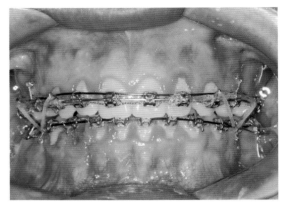

图16-2-147

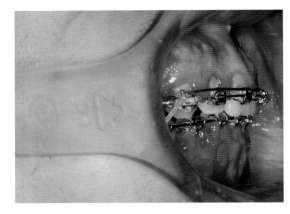

图16-2-148

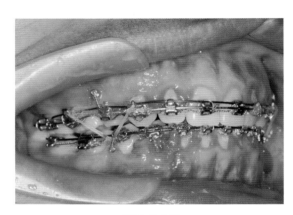

图16-2-149

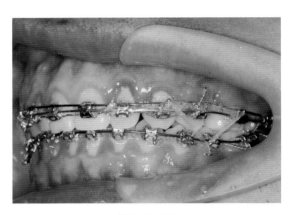

图16-2-150

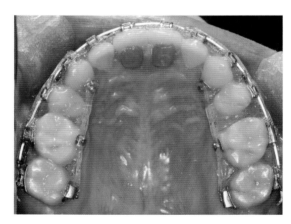

图16-2-151

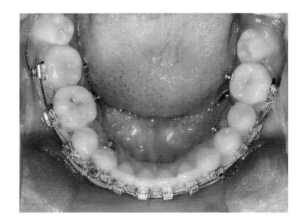

图16-2-152

13. 复诊处置（2017-04-23）

检查：UR2、UR3、LR4、LR6、LL5至LL7之间存在1mm间隙，下颌中线左偏1mm。

处理（图16-2-153~图16-2-158）：

（1）上颌蛤蟆弓调整后重新结扎。

（2）下颌原弓丝加大摇椅曲度。

（3）上下颌更换橡皮链继续实施双轨牵引。

（4）UL3与LL6挂2根1/4in橡皮圈实施Ⅱ类颌间牵引，UR3与LR6挂1根1/4in橡皮圈实施Ⅱ类颌间牵引。

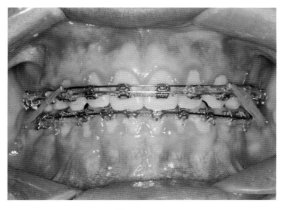
图16-2-153

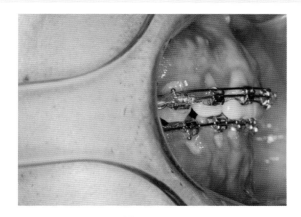
图16-2-154

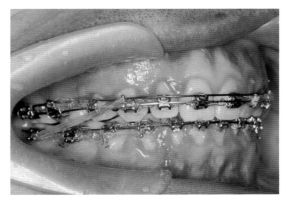
图16-2-155

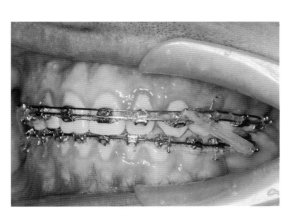
图16-2-156

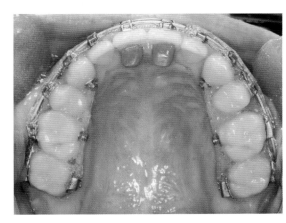
图16-2-157

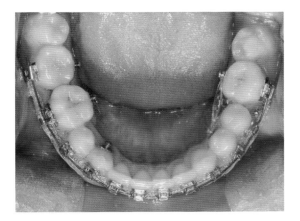
图16-2-158

14. 精细调整阶段（2017-06-10）

患者面像如图16-2-159～图16-2-162。

口内检查：中线基本对齐，磨牙远中关系，UL2、UL3之间存在1.5mm间隙，UL4至UL6之间存在1mm间隙。

处理（图16-2-163～图16-2-168）：

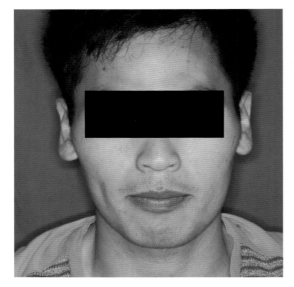

图16-2-159

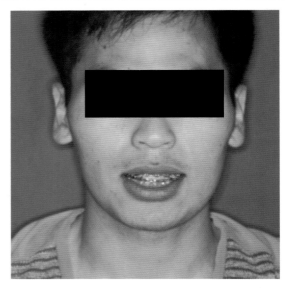

图16-2-160

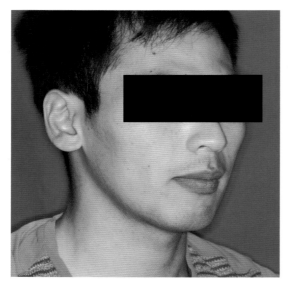

图16-2-161

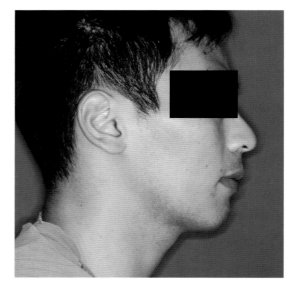

图16-2-162

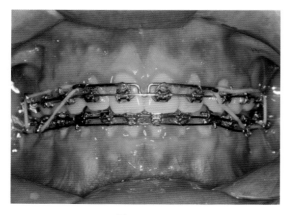

图16-2-163

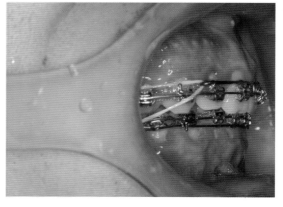

图16-2-164

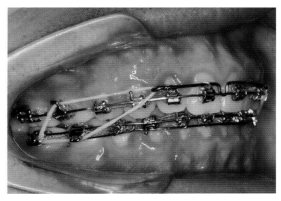

图16-2-165

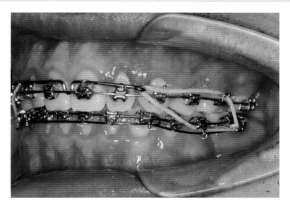

图16-2-166

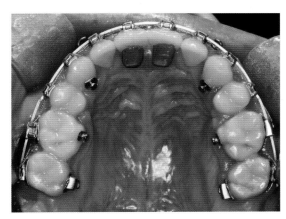

图16-2-167

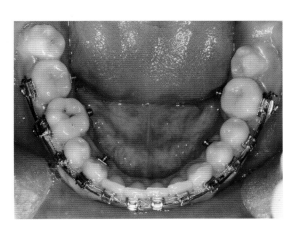

图16-2-168

（1）上颌更换0.017in×0.025in镍钛方丝，UR2至UL2弯制扁担弓，UR2至UL7"∞"形结扎。UL6至扁担弓挂橡皮链。

（2）下颌弯制0.018in澳丝的蛤蟆弓，LR7至LL7"∞"形连续结扎。

（3）UR6至右侧扁担弓/LR6、LR7与UL6至左侧扁担弓/LL5至LL7挂1/4in橡皮圈实施Ⅱ类颌间牵引。

临床矫治体会

1. 此案例采用了颧突钉+TPA弹力牵引压低上颌后牙的正畸手段；在牙列基本排齐后，我们使用了双颌蛤蟆弓倒扎方式，起到压低后牙、伸长前牙的作用；前牙段的颌间垂直牵引与蛤蟆弓的倒扎应用构成一套组合拳起到加深前牙覆𬌗的作用。在开𬌗畸形解除后，我们拆除了蛤蟆弓改为上颌正畸主弓丝使用方丝T形曲、下颌使用靴形曲进行颌间弹力垂直牵引，既维持了蛤蟆弓矫治开𬌗畸形的效果，又实施矫治力继续进行加深覆𬌗的牙齿移动。

2. 上、下牙列正畸主弓丝则采用0.018in澳丝弯制了带圈垂直闭隙曲，在内收前牙关闭间隙的同时，产生的钟摆效应也具有一定程度上加深覆𬌗，矫治开𬌗的作用。

3. 该案例因缺少LL6，在临床矫治中陈旧性刀刃状的拔牙间隙较难关闭，我们采用了颊、舌侧挂橡皮链实施双轨移动关闭拔牙间隙，能够防止单纯颊侧弹力牵引造成的磨牙近中舌侧旋转，同时在主弓丝弯制一个小范围的爬坡曲，能够抵消磨牙近中平移过程中的前倾。

4. 该病例矫治后期上颌切牙还使用了咬合挡板技术，维持前牙的覆𬌗关系，防止后牙段因颌间弹力牵引调整咬合关系导致前牙覆𬌗加深。

Chapter 17 第十七章

蛤蟆弓矫治反𬌗案例

让我们看一篇博客文章《"蛤蟆弓"功力十足，轻松解除反𬌗》。

发布时间：2014-11-04。

自武广增老师的"蛤蟆弓"问世，我开始学习弯制，在临床使用，我是全心投入的。随着大量的Ⅱ类患者咬合——打开，多项疑难问题便迎刃而解，事实上，打破了我多年的心结、心病，即覆𬌗不能打开的"魔咒"。

再后来，我又把熟练的、游刃有余的弯制技术，牛气冲天、威力十足的利器，用到Ⅲ类反𬌗患者身上，疗效更是显著！

这是一例2013年7月接诊的反𬌗患者。图17-1-1～图17-1-4为上颌排齐中。

术中垫高咬合，安装蛤蟆弓。

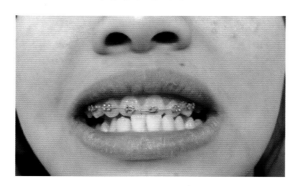

图17-1-1

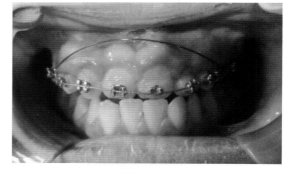

图17-1-2

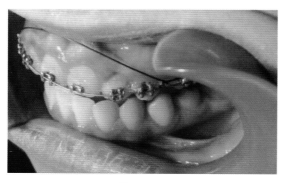

图17-1-3

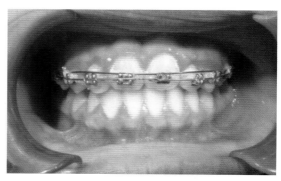

图17-1-4

2014年6月，在长沙武老师正畸实用技术班里，该病例受到较好点评，这里分享给大家。谢谢！

借机再一次感谢武老师在我学习道路上给予的帮助，引领我不断前行。我将继续努力，奋斗不止。

临床应用蛤蟆弓体会

1. 矫治前牙反𬌗，首先要解除锁结关系，采用后牙粘接式𬌗垫是一个简单易行的方法；临床上后牙粘接式𬌗垫的高度，一般要求其高度能使上下切牙间呈对刃关系或垫开前牙咬合无接触1~2mm即可，注意左右两侧后牙𬌗垫与对颌牙咬合要平衡接触。

2. 蛤蟆弓具有打开咬合，也有唇展上前牙的功能。矫治前牙反𬌗时，两侧蛤蟆弓的脚（挂钩）应紧抵磨牙颊面管近中管口，蛤蟆嘴（前倾弯）稍长于牙弓长度，有利于唇展上前牙。

3. 该患者的牙列中线偏斜，主要是偏侧咬合干扰造成，随着前牙反𬌗矫正，上下牙列中线也随之对齐。

第二节　武氏弓矫治前牙反𬌗案例

【矫治过程】

1. 初上武氏弓（2011-08-30）

患者初上武氏弓矫治如图17-2-1~图17-2-6。

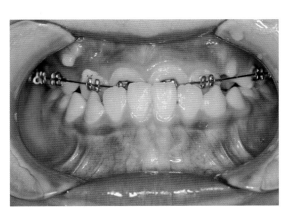

图17-2-1

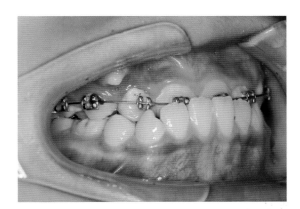

图17-2-2

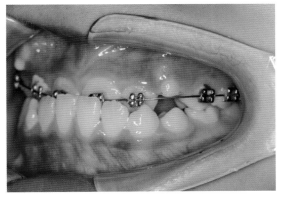

图17-2-3

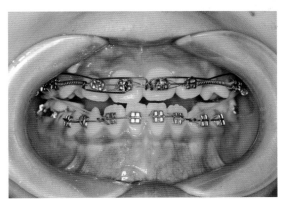

图17-2-4

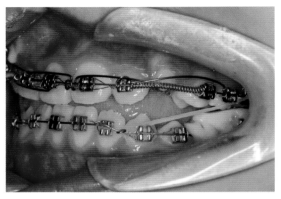

图17-2-5

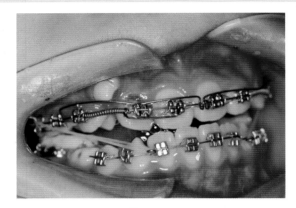

图17-2-6

2. 矫治5周（2011-10-6）（图17-2-7~图17-2-9）

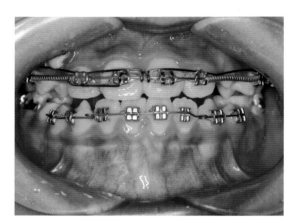

图17-2-7

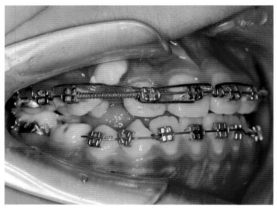

图17-2-8

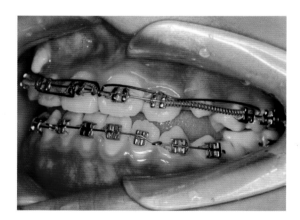

图17-2-9

2011年6月在长沙正畸培训班里，湖南常德丘林口腔医院的祝东波医生向我介绍了他使用蛤蟆弓矫治前牙反𬌗获得成功的案例，我在微信里转发了他的矫治病例，的确不错。

我翻阅了一下以往的正畸病例资料，2011年10月我的一个二手前牙反𬌗病例使用武氏弓矫治成功的，原理一样。在使用正畸辅弓——武氏弓实施压低上切牙的同时唇展上切牙。上传至博客与大家分享。

（本文"武氏弓矫治前牙反𬌗案例"于2014年7月4日在武广增正畸博客发布）

临床矫治体会

1. 正畸辅弓：武氏弓采用0.016in澳丝或0.018in澳丝弯制，是正畸专利装置前牙压低弹力辅弓Ⅰ型（蛤蟆弓是前牙压低弹力辅弓Ⅱ型），具有和蛤蟆弓相同的功能，主要用于深覆𬌗病例的打开咬合（即压低前牙、升高后牙），矫治深覆𬌗。

2. 如果将武氏弓远中两侧末端的挂钩紧抵磨牙颊面管近中管口，前倾弯稍长于牙弓长度，结扎固定后也具有唇展上前牙的功能，故临床上也用于前牙反𬌗的矫治。

3. 该病例反𬌗的矫治方法：①磨牙带环固定式𬌗垫解除前牙反𬌗锁结。②下颌牙列使用0.018in澳丝弯制随行弓，通过结扎入槽后将整个自然牙列整合成一个团体支抗单位，在LR3、LL3托槽近中3mm处正畸主弓丝上弯制了小圈曲，作为牵引钩使用。③使用Ⅲ类颌间弹力牵引，促使上颌牙弓向前，下颌牙弓向后，解除前牙反𬌗。④上颌牙列装配了武氏弓唇展上前牙，扩展上牙弓长度，同时使用镍钛螺旋推簧扩展阻生牙UR3、UL3间隙（UR2至UR1使用了推杆与推簧结合技术扩展牙弓间隙，其推杆应用可避免UR2受力过大发生扭转），很明显这种综合矫治设计方案打出了一套漂亮的"组合拳"，获得了理想的矫治效果。

Chapter 18 第十八章

蛤蟆弓矫治骨性反骀案例

蛤蟆弓结合四眼簧矫治骨性反骀案例

【矫治阶段】

1. 初诊时面像（2016-04-04）（图18-1-1～图18-1-4）

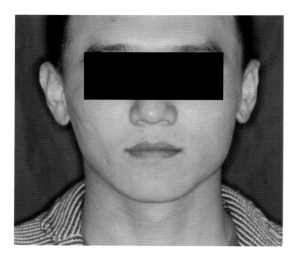

图18-1-1

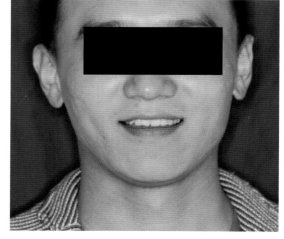

图18-1-2

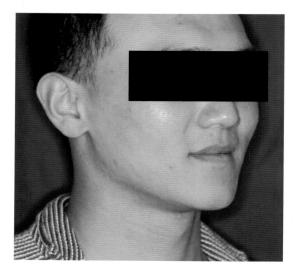

图18-1-3

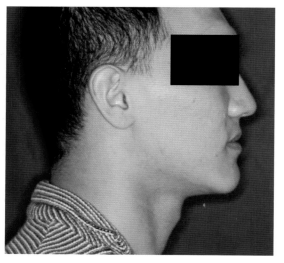

图18-1-4

初诊牙𬌗像及X线片如图18-1-5～图18-1-12。

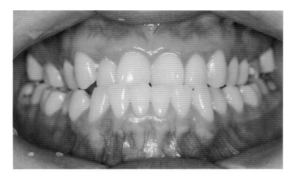

图18-1-5

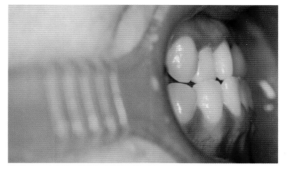

图18-1-6

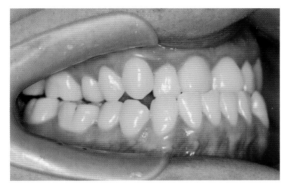

图18-1-7

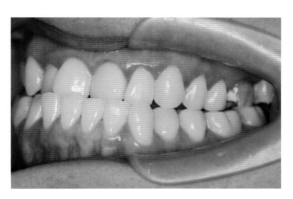

图18-1-8

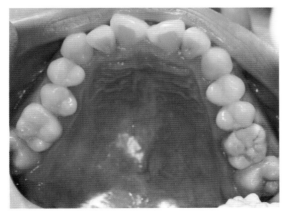

图18-1-9

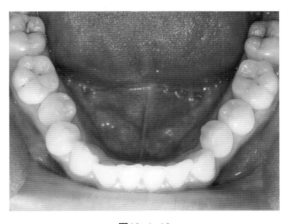

图18-1-10

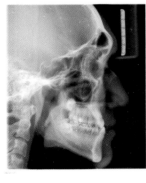

SNA: 74.1°
SNB: 78.9°
ANB: −4.8°
U1–L1: 142°
U1–SN: 102.1°
SN–MP: 31.9°
MP–FH: 24.8°
L1–MP: 83.9°
Y轴: 63.7°

图18-1-11

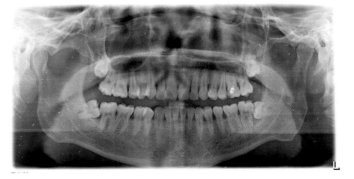

图18-1-12

案例基本情况

主诉：Ⅲ类错𬌗畸形，牙列不齐，要求矫治。

现病史：替牙后自觉牙列不齐，一直未做相关正畸治疗，现来我院求治。

家族史：否认家族中有反𬌗畸形病史。

既往史：自建𬌗以来，牙齿咬合呈反𬌗状态，求做相关处理，曾与外院咨询，未做特殊治疗。

检查：

口外：面部对称无偏斜，面高比例协调，直面型，颞下颌关节无弹响，无压痛，开口型正常，开口度正常。

口内：恒牙列，口腔卫生一般。

模型分析：反覆盖1.5mm，反覆𬌗1mm，上牙列拥挤5.5mm，下牙列拥挤4mm，两侧磨牙完全近中关系，尖牙近中关系，下颌中线左偏1.5mm。

上颌牙弓中段狭窄，UR6至UL6与LR7至LL7构成牙弓反𬌗状况。

侧位片头影测量数据分析：SNA：74.1° ↓；SNB：78.9°；ANB：−4.8° ↓；U1-SN：102.1°；L1-MP：83.9° ↓；U1-L1：142° ↑；SN-MP：31.9°；MP-FH：24.8° ↓；Y轴：63.7°（图18-1-11）。

诊断：安氏Ⅲ类，骨性Ⅲ类，上颌牙弓狭窄，UR6至UL6与LR7至LL7构成牙弓反𬌗状况，牙列拥挤。

矫治方案：

（1）安放武氏直丝弓托槽，上颌采用四眼扩弓簧扩弓。

（2）下颌拔除LR8、LL8，必要时两侧颊棚区各植入种植钉一颗，拉整个牙列向远中移动。

（3）上颌唇展上前牙，配合Ⅲ类颌间牵引，矫治前牙反𬌗。

（4）精细调整磨牙关系，纠正偏斜牙列中线问题。

（5）上颌采用菱形扩弓保持器保持，下颌采用环绕式保持器保持。

处理：

（1）局麻下拔除LR8。

（2）UR6、UL6近远中放置分牙橡皮圈。

2. 复诊处置（2016-04-09）

患者面像如图18-1-13～图18-1-16。

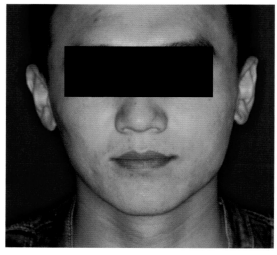
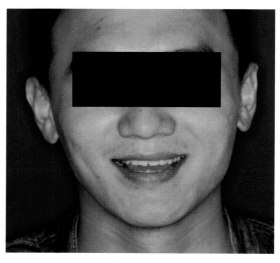

图18-1-13　　　　　　　　　　　　　　　　　　　　　图18-1-14

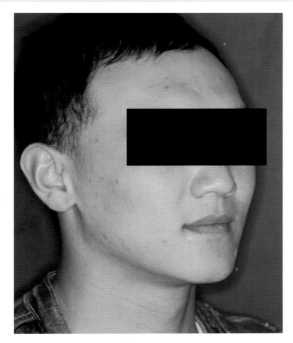
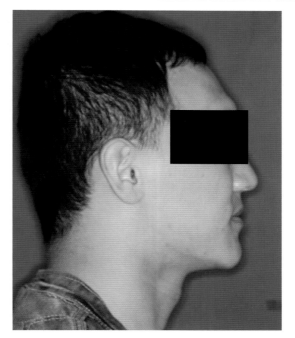

图18-1-15　　　　　　　　　　　　图18-1-16

处理：取出分牙橡皮圈，UR6、UL6上带环，制作四眼扩弓簧，并装配在上颌牙弓（图18-1-17～图18-1-22）。

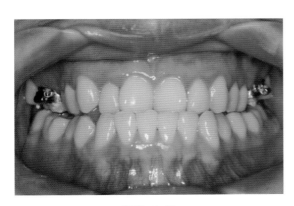
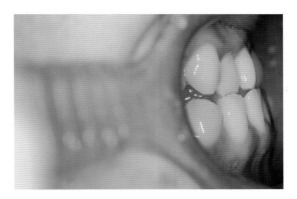

图18-1-17　　　　　　　　　　　　图18-1-18

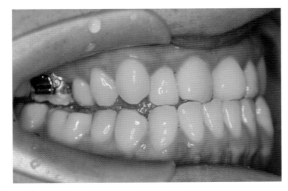
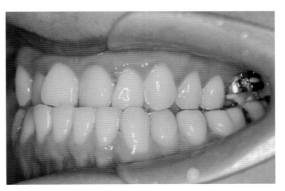

图18-1-19　　　　　　　　　　　　图18-1-20

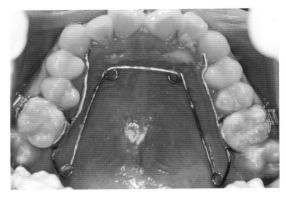

图18-1-21

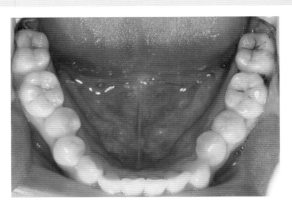

图18-1-22

3. 复诊处置（2016-04-21）

检查：上颌四眼扩弓簧扩展牙弓效果良好，患者无不适反应。

处理（图18-1-23～图18-1-28）：

今天复诊按矫治计划，局麻下拔除LL8，缝合压迫止血。

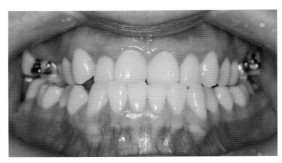

图18-1-23

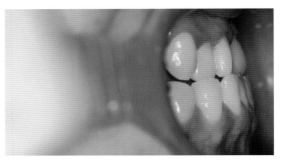

图18-1-24

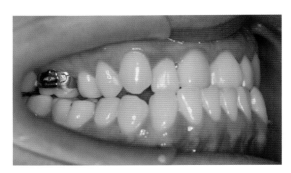

图18-1-25

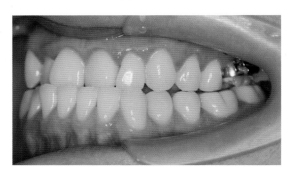

图18-1-26

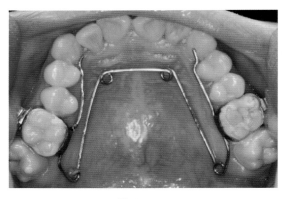

图18-1-27

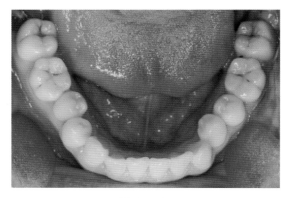

图18-1-28

4. 初上矫治器（2016-05-07）

检查：LL8拔牙创口愈合良好。

处理（图18-1-29～图18-1-34）：

上下颌牙列唇面抛光，粘接武氏直丝弓托槽，上颌放置0.014in镍钛圆丝；下颌0.018in澳丝弯制随形弓，LL5至LL7与LR5至LR7殆面垫粘接式殆垫，解除前牙反殆锁结关系。

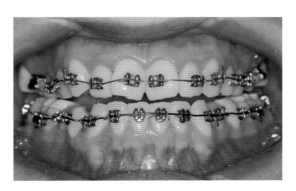

图18-1-29

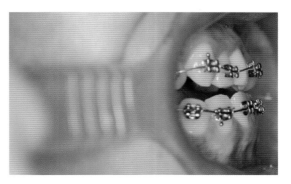

图18-1-30

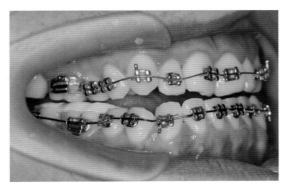

图18-1-31

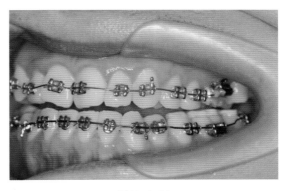

图18-1-32

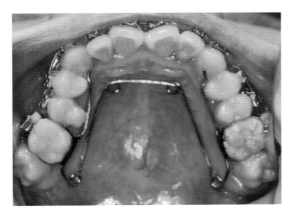

图18-1-33

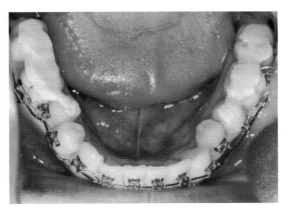

图18-1-34

5. 复诊处置（2016-06-11）

患者面像如图18-1-35～图18-1-38。

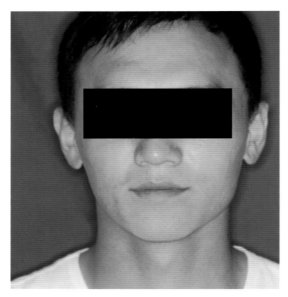

图18-1-35

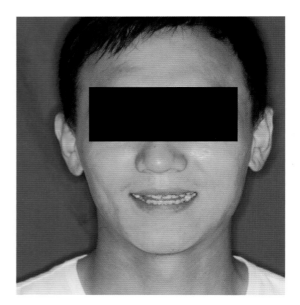

图18-1-36

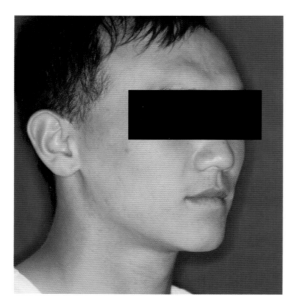

图18-1-37

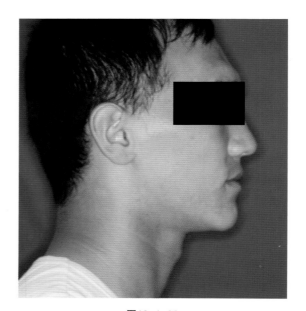

图18-1-38

处理（图18-1-39～图18-1-44）：

（1）上颌牙列更换0.016in澳丝正畸主弓丝，在UR2至UR3之间、UL2至UL3之间弯制垂直开大曲，在UR6、UL6紧抵磨牙颊面管近中正畸主弓丝上弯制停止曲。

（2）UR6/LR3、UL6/LL3挂1/4in橡皮圈实施Ⅲ类颌间牵引。

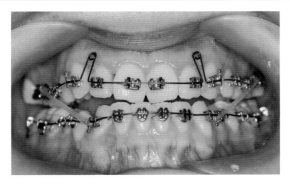
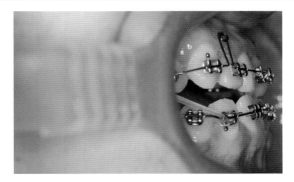

图18-1-39　　　　　　　　　　　　　　　图18-1-40

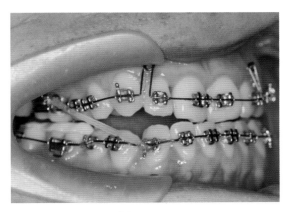
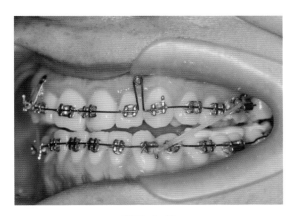

图18-1-41　　　　　　　　　　　　　　　图18-1-42

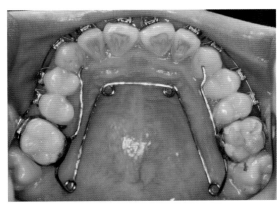
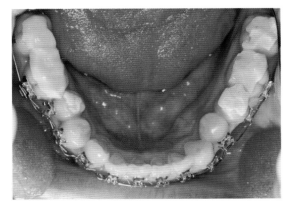

图18-1-43　　　　　　　　　　　　　　　图18-1-44

6. 复诊处置（2016-07-10）

检查（图18-1-45～图18-1-50）：

经上次处理，复诊见前牙呈对刃咬合关系。

处理：UR2至UL2牙列托槽槽沟上0.012in镍钛片段辅弓，便于排齐上前牙，同时垂直开大曲唇向加力，继续Ⅲ类颌间弹力牵引。

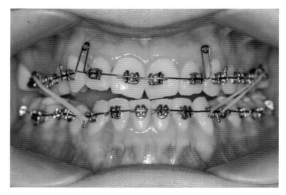

图18-1-45

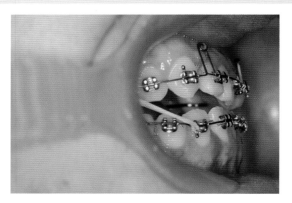

图18-1-46

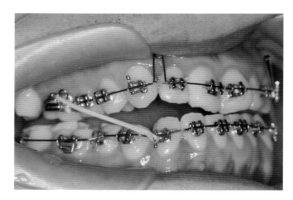

图18-1-47

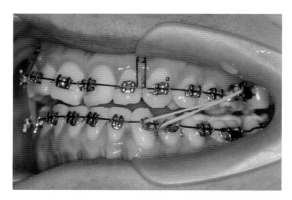

图18-1-48

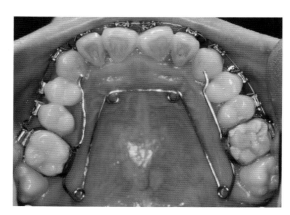

图18-1-49

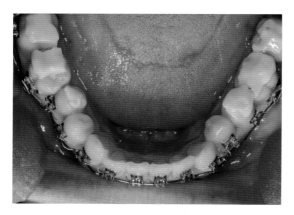

图18-1-50

7. 复诊处置（2016-08-07）

患者面像如图18-1-51～图18-1-54。

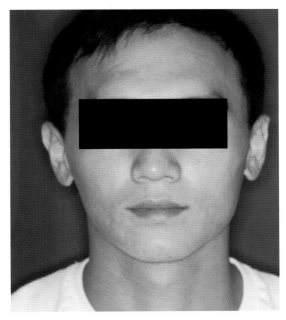

图18-1-51

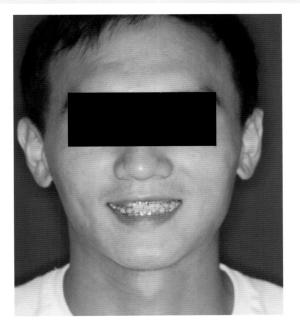

图18-1-52

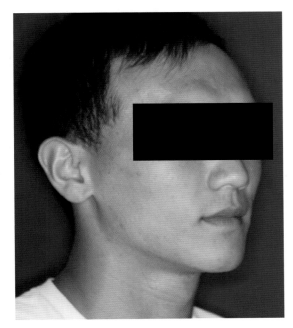

图18-1-53

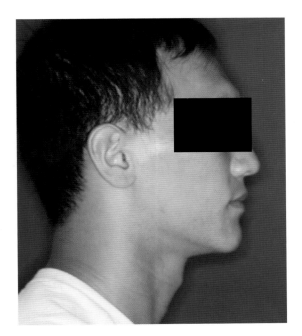

图18-1-54

检查：上颌牙列较前排齐（图18-1-55~图18-1-60）。

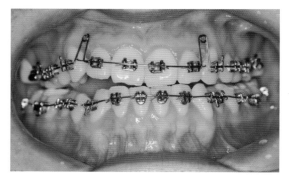

图18-1-55

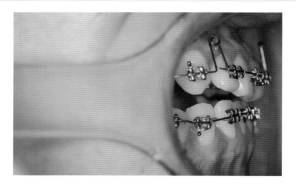

图18-1-56

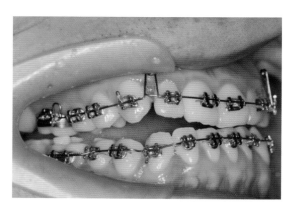

图18-1-57

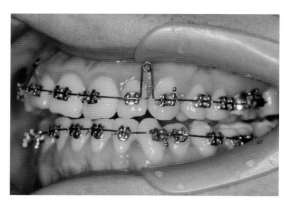

图18-1-58

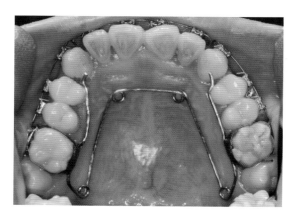

图18-1-59

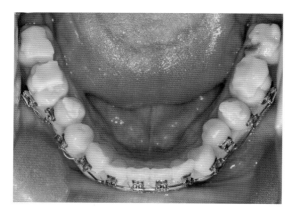

图18-1-60

处理（图18-1-61~图18-1-64）：

上颌更换0.016in镍钛丝，颌间牵引同上，磨除右侧上颌四眼簧扩展臂。

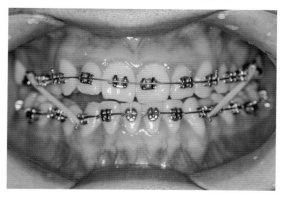

图18-1-61

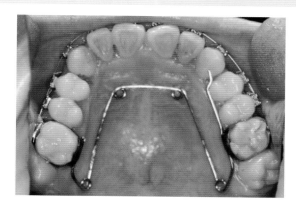

图18-1-62

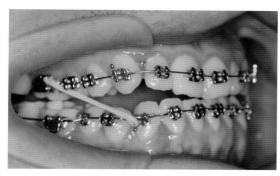

图18-1-63

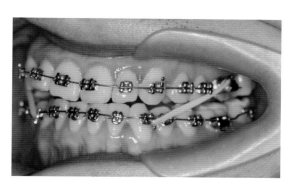

图18-1-64

8. 初上蛤蟆弓（2016-09-17）

复诊处置：上颌牙列装配长腿蛤蟆弓。

检查：前牙已经达到浅覆𬌗、浅覆盖，下颌中线左偏2mm（图18-1-65～图18-1-70）。

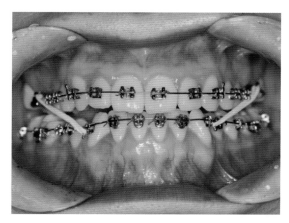

图18-1-65

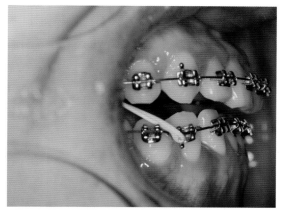

图18-1-66

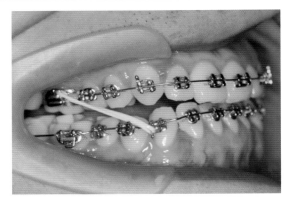

图18-1-67

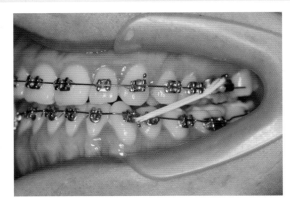

图18-1-68

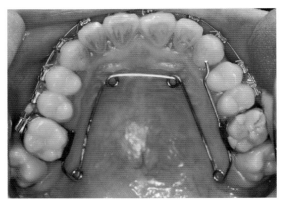

图18-1-69

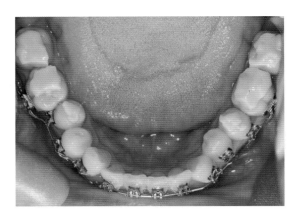

图18-1-70

处置：如图18-1-71～图18-1-76。

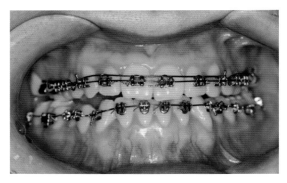

图18-1-71

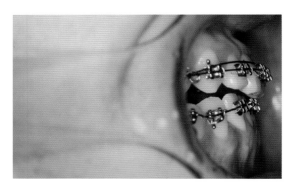

图18-1-72

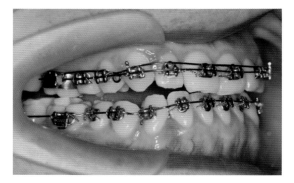

图18-1-73

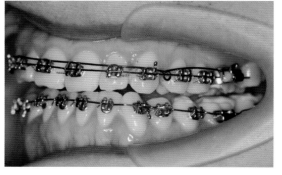

图18-1-74

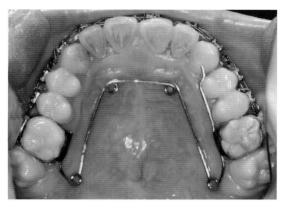

图18-1-75

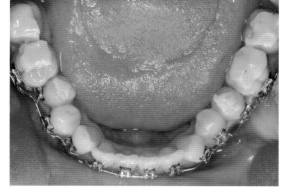

图18-1-76

上颌换0.016in澳丝，于UR6，UL6颊面管近中3mm处正畸主弓丝上打外展弯；采用0.018in澳丝弯制蛤蟆弓，蛤蟆脚（挂钩）紧抵上颌6近中颊面管，蛤蟆嘴稍离开前牙唇面2mm，常规结扎固定，实施唇展上前牙，扩展上牙弓长度，继续矫治前牙反𬌗。

9. 复诊处置（2016-11-04）

患者面像如图18-1-77～图18-1-80。

检查：UR7、UL7颊倾，前牙覆𬌗、覆盖正常，上下牙列中线基本对齐（图18-1-81～图18-1-86）。

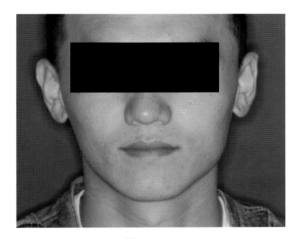

图18-1-77

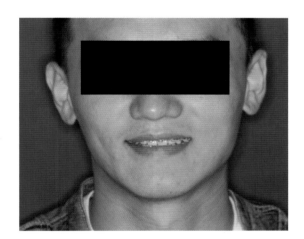

图18-1-78

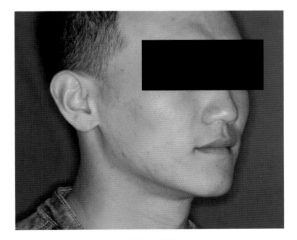

图18-1-79

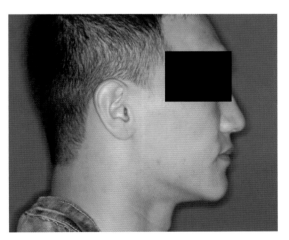

图18-1-80

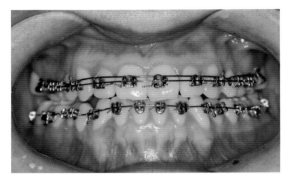

图18-1-81

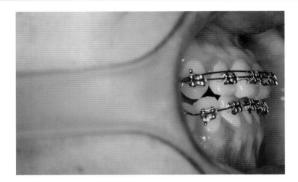

图18-1-82

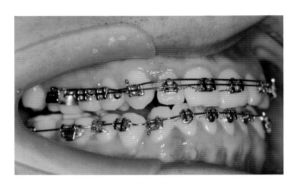

图18-1-83

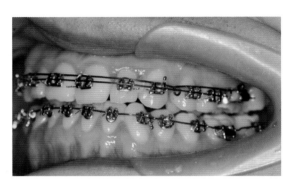

图18-1-84

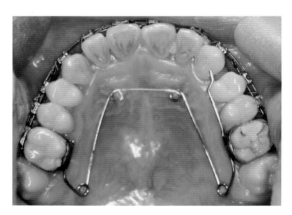

图18-1-85

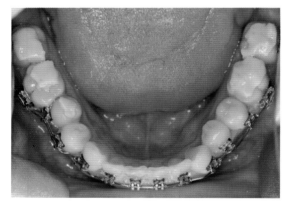

图18-1-86

处理：上颌磨除四眼簧，UR6、UL6带环焊接牵引钩，UR7、UL7颊侧粘舌侧扣，橡皮链牵引，下颌换0.016in方圆形镍钛正畸主弓丝。

（注：文中没有展示复诊处理后的相对应治疗照片。）

10.巩固前牙反𬌗矫治疗效，关闭散在间隙（2016-12-03）

检查：前牙浅覆𬌗、浅覆盖，后牙UR7、UL7与LR7、LL7无咬合接触。

处置（图18-1-87～图18-1-92）：

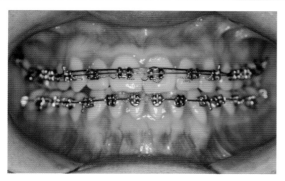

图18-1-87

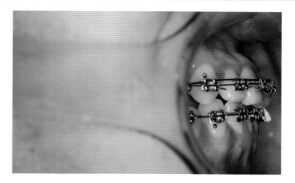

图18-1-88

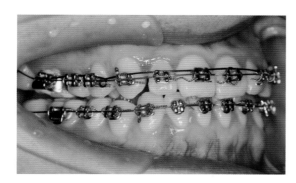

图18-1-89

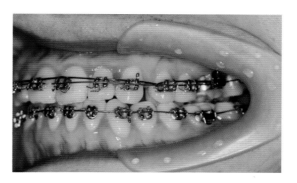

图18-1-90

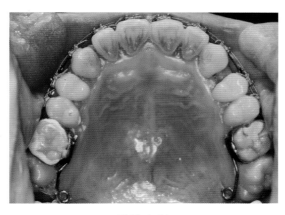

图18-1-91

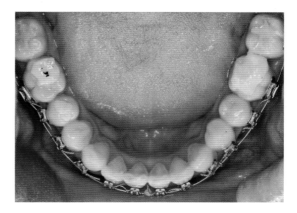

图18-1-92

（1）上颌更换0.014in镍钛丝，UR7、UL7粘颊面管，UR6带环远中舌侧小钩与颊面管挂橡皮链纠正UR7颊倾。

（2）上颌装配长腿蛤蟆弓，上下颌牙列中切牙托槽之间镍钛丝上采用光固化树脂球定位。

（3）磨除LL7、LR7𬌗垫及LL6、LR6部分𬌗垫。

11. 复诊处置（2017-01-18）

患者面像如图18-1-93～图18-1-96。

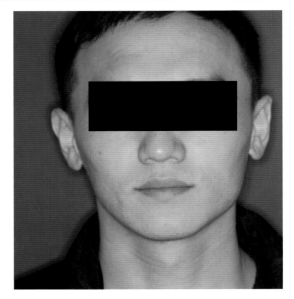

图18-1-93

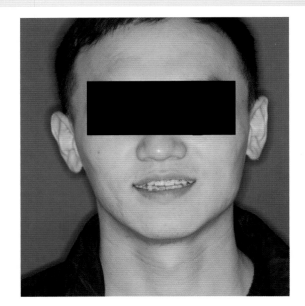

图18-1-94

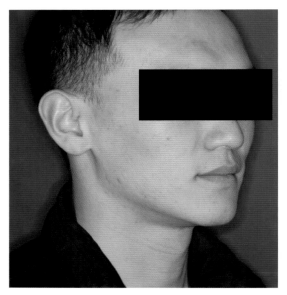

图18-1-95

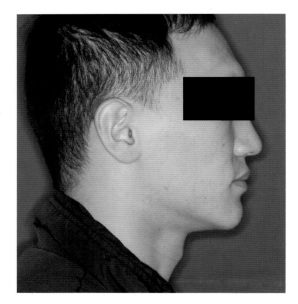

图18-1-96

检查：UR6、UL6带环位置及UR7颊面管位置偏向𬌗方（图18-1-97～图18-1-102）。

处理（图18-1-103～图18-1-108）：

（1）UR6、UL6带环及UR7颊面管位置重新定位粘接。

（2）上颌更换0.018in镍钛丝，置1.0不锈钢丝弯制的粗丝扩展辅弓维持弓形，下颌更换0.016in镍钛丝排齐牙列。

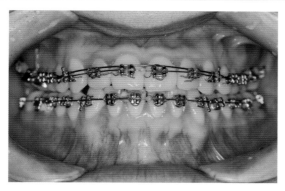

图18-1-97

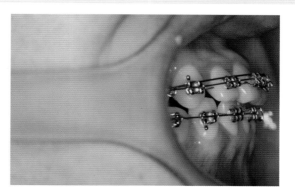

图18-1-98

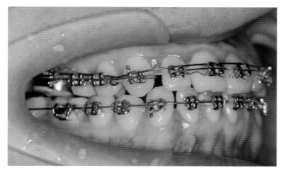

图18-1-99

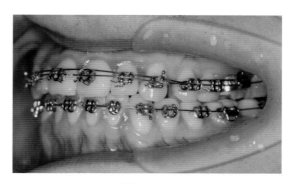

图18-1-100

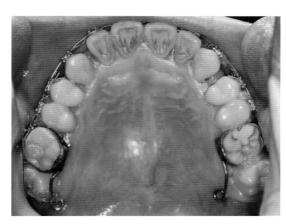

图18-1-101

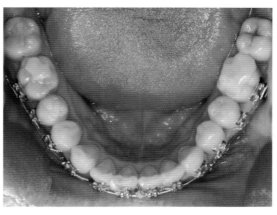

图18-1-102

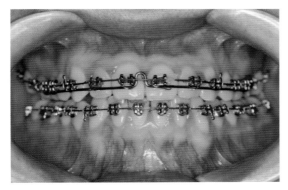

图18-1-103

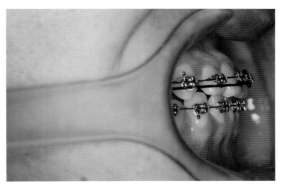

图18-1-104

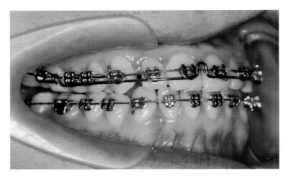

图18-1-105

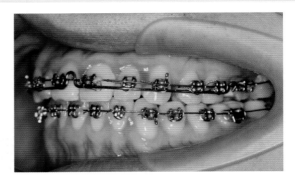

图18-1-106

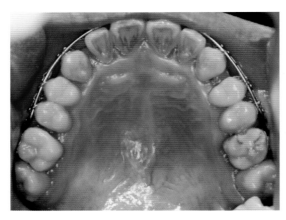

图18-1-107

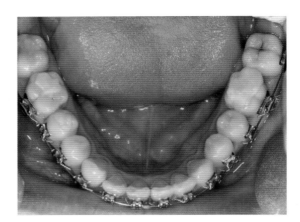

图18-1-108

12. 复诊处置（2017-02-20）

检查：下牙列中线左偏1mm，前牙呈浅覆𬌗、浅覆盖关系，左侧尖牙远中关系（图18-1-109～图18-1-114）。

处置（图18-1-115～图18-1-120）：

（1）上颌更换0.018in×0.025in不锈钢方丝，弯制T形曲。

（2）下颌更换0.017in×0.025in不锈钢方丝，弯制靴形曲，UR6至UR3/ LR5至靴形曲，T形曲至UL6/LL7至LL5挂1/4in橡皮圈实施四边形颌间弹力牵引。

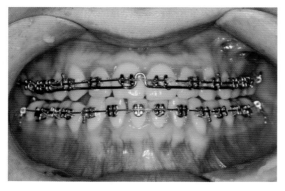

图18-1-109

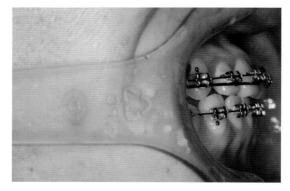

图18-1-110

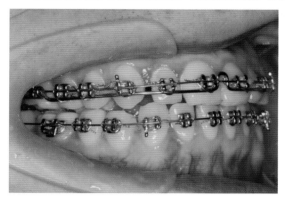

图18-1-111

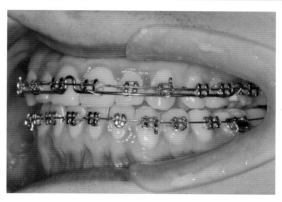

图18-1-112

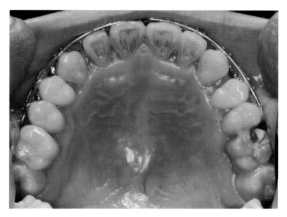

图18-1-113

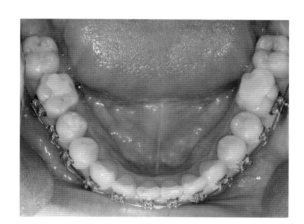

图18-1-114

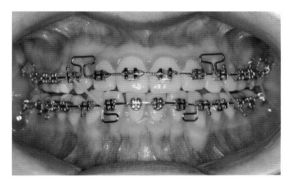

图18-1-115

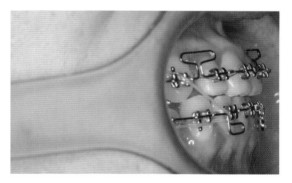

图18-1-116

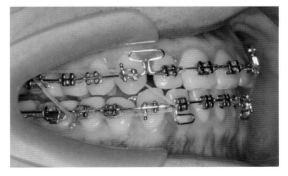

图18-1-117

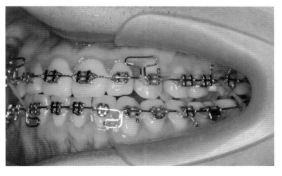

图18-1-118

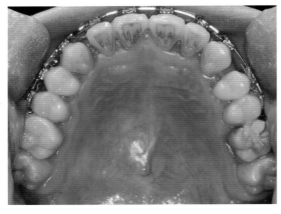
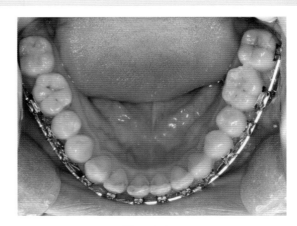

图18-1-119　　　　　　　　　　　　　　　　图18-1-120

13. 复诊处置（2017-03-18）

患者面像如图18-1-121～图18-1-124。

检查：下中线右偏1mm，前牙呈浅覆𬌗、浅覆盖，UR2过小牙，UR2至UR3之间存在2mm间隙，LR3至LR4之间存在2mm间隙，UL3至UL4之间存在1mm间隙。

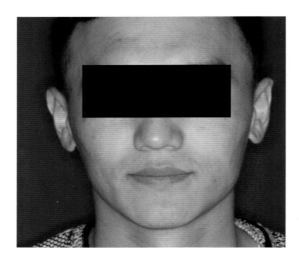
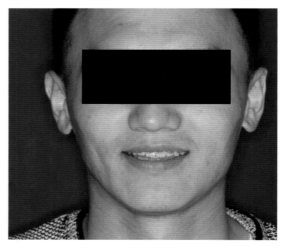

图18-1-121　　　　　　　　　　　　　　　　图18-1-122

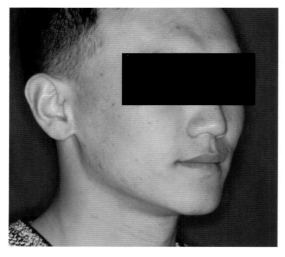
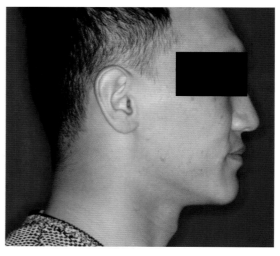

图18-1-123　　　　　　　　　　　　　　　　图18-1-124

处理（图18-1-125～图18-1-130）：

（1）上颌UR2光固化树脂修复牙冠正常形态，UL2至UL3之间挂橡皮链到UL4，UL5挂橡皮链到T形曲。

（2）下颌LR3至LL4"∞"形连续结扎，LR1至LR2挂橡皮链到LR4，右靴形曲挂短距橡皮链到LR6。

（3）UR5至UR6/LR3至靴形曲，UL5至UL6/LL3至靴形曲挂1/4in橡皮圈实施四边形Ⅲ类颌间牵引（左侧挂2根，右侧挂1根），调整中线。

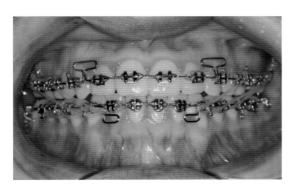

图18-1-125

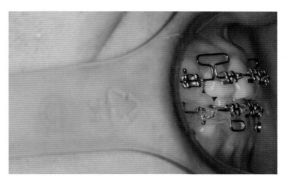

图18-1-126

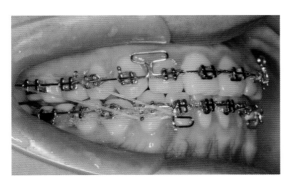

图18-1-127

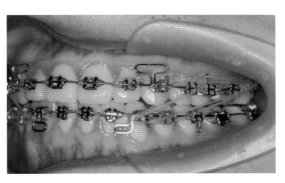

图18-1-128

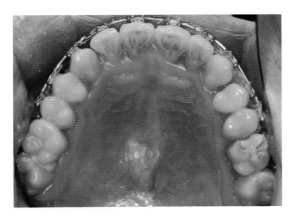

图18-1-129

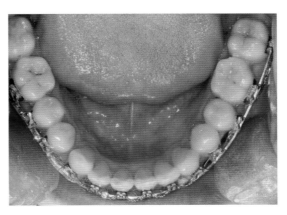

图18-1-130

14. 复诊处置（2017-05-12）

检查：LR7至LR6存在2.5mm间隙且LR7冠向远中倾斜，UR2至UR3存在1.5mm间隙。

处理（图18-1-131～图18-1-136）：

（1）上颌T形曲回抽加力，UR5远中挂橡皮链至UR1与UL1之间。

（2）下颌LR6至LL7"∞"形连续结扎，LR4、LR5、LR7粘舌侧扣，重新弯制靴形曲，且在LR7弓丝的部位磨细，减少牵引阻力。

（3）LR4、LR5、LR7舌侧挂橡皮链，LR6至LR7颊侧挂橡皮链关闭间隙。

侧位片头影测量数据分析：SNA：77.3°↓；SNB：80.1°；ANB：-2.8°↓；UI-SN：111.8°；LI-MP：89.6°；UI-LI：128.2°；SN-MP：30.1°；MP-FH：26°；Y轴：65.6°（图18-1-137）。

口腔全景X线片如图18-1-138。

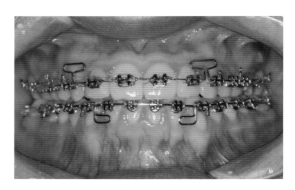

图18-1-131

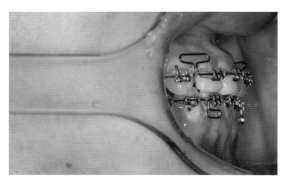

图18-1-132

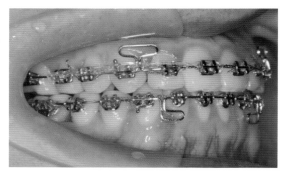

图18-1-133

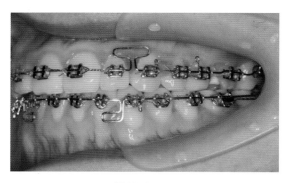

图18-1-134

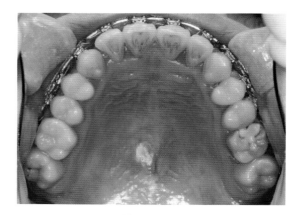

图18-1-135

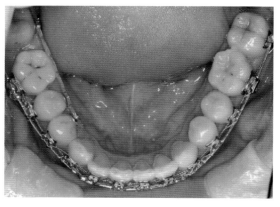

图18-1-136

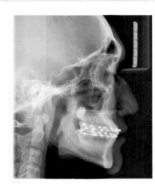

SNA: 77.3°
SNB: 80.1°
ANB: −2.8°
U1–SN: 111.8°
L1–MP: 89.6°
U1–L1: 128.2°
SN–MP: 30.1°
MP–FH: 26°
Y轴: 65.6°

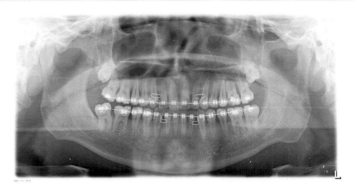

图18-1-137 　　　　　　　　　　　　　图18-1-138

15. 复诊处置（2017-06-10）

患者面像如图18-1-139~图18-1-142。

检查：LR7较之前改善，UL3至UL4之间存在1mm间隙，UR5至UR6之间存在1mm间隙，UR3至UR4/LR3至LR4咬合接触不良。

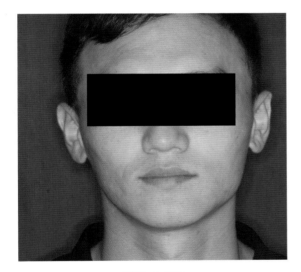

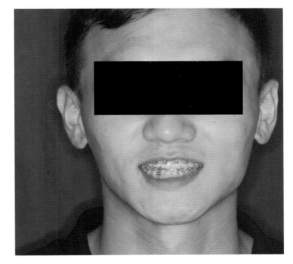

图18-1-139 　　　　　　　　　　　　　图18-1-140

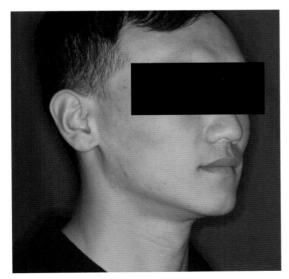

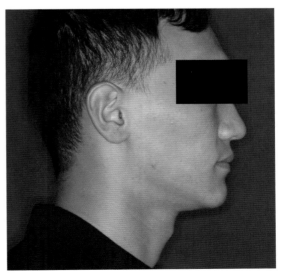

图18-1-141 　　　　　　　　　　　　　图18-1-142

处理（图18-1-143～图18-1-148）：

（1）UR5至UR1至UL1之间更换橡皮链，继续关闭散在间隙。

（2）LR7颊侧置换拉簧，LR4、LR5、LR7舌侧更换橡皮链。

（3）右侧UR3至UR4/LR3舌侧挂3/16in橡皮圈实施交互牵引，UR6至UR4/下颌右侧靴形曲挂1/4in橡皮圈实施倒三角形Ⅲ类颌间牵引；UL5至T形曲、LL4至LL6挂1/4in橡皮圈实施四边形Ⅱ类颌间牵引调整中线。

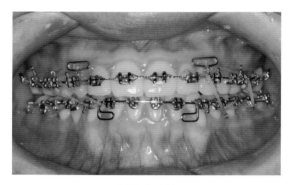

图18-1-143

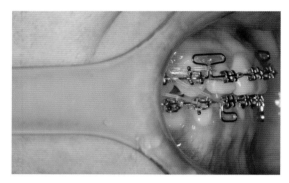

图18-1-144

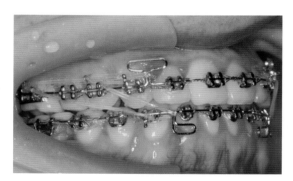

图18-1-145

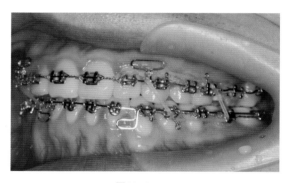

图18-1-146

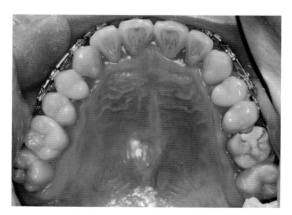

图18-1-147

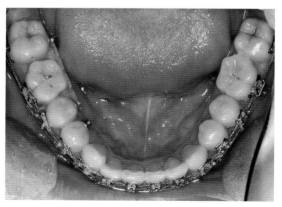

图18-1-148

16. 精细调整（2017-07-12）

检查：下颌中线右偏0.5mm，右侧磨牙咬合接触关系不良。

处理（图18-1-149～图18-1-154）：

（1）UR5至UR1至UL1之间更换橡皮链，继续关闭散在间隙。

（2）LR7颊侧拉簧加力，更换LR5至LR7舌侧橡皮链。

（3）UR4至T形曲/LR3舌侧挂3/16in橡皮圈实施交互牵引，UR4至UR5/LR4至LR6挂1/4in橡皮圈实施梯形颌间牵引；UL4至T形曲与下颌LR4至靴形曲挂1/4in橡皮圈实施四边形Ⅲ类颌间牵引调整中线。

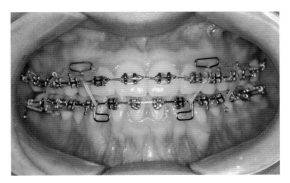

图18-1-149

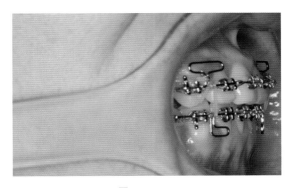

图18-1-150

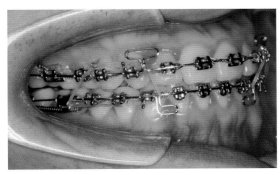

图18-1-151

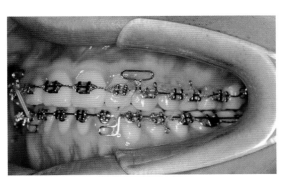

图18-1-152

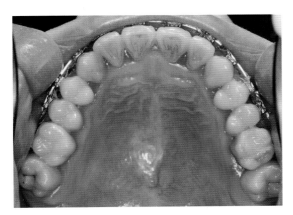

图18-1-153

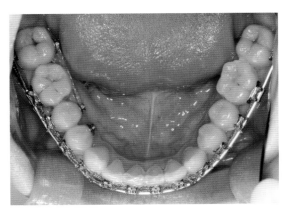

图18-1-154

临床矫治体会

这例成人骨性反𬌗基本属于全牙弓反𬌗，表现为上下牙弓宽度及长度不调。此案例采用了蛤蟆弓结合四眼扩弓簧矫治骨性反𬌗，没有使用常规的颧突钉磨牙推进器推前矫治技术，下颌也没有使用颊棚钉拉整个牙列向远中移动，而是采取上颌装配四眼扩弓簧，扩展上牙弓宽度，解决牙弓宽度不调，然后配合下颌随形弓+Ⅲ类颌间牵引，解决上下牙弓的长度不调。同时利用长腿蛤蟆弓和带圈的垂直开大曲来唇展上前牙，短短半年时间就解除了全牙弓的反𬌗关系。后期使用了粗丝扩展辅弓来维持上颌牙弓的扩展效果，让患者的牙齿及面型都得到了极大的改善。

通过这个病例我们看到四眼扩弓簧与长腿蛤蟆弓的巧妙结合，在矫治成人骨性反𬌗中发挥出良好的矫治效果。长腿蛤蟆弓紧抵磨牙颊面管能够有效唇展上前牙，扩展上牙弓长度，为矫治前牙反𬌗提供了新的矫治路径。

第二节　蛤蟆弓结合e-zbond数字正畸技术矫治骨性反𬌗案例

初诊时影像（2016-06-19）

案例基本情况：

主诉：前牙Ⅲ类错𬌗畸形，要求矫治。

现病史：自替牙后，前牙Ⅲ类错𬌗畸形，影响美观，现来我院要求矫治。

既往史：有偏侧咀嚼史。

检查（图18-2-1～图18-2-12）：

正面观：左右面部轻度不对称，下颌颏部稍右偏，面下1/3偏短。

侧面观：轻度凹面型，下颌平面角较平。

唇齿关系：口唇闭合自如，无开唇露齿。

磨牙关系：右侧磨牙中性关系，左侧磨牙近中关系。

前牙覆𬌗关系：Ⅱ度反深覆𬌗，UR3至UL2与LR4至LL3构成反𬌗关系。

中线关系：下中线右偏3mm。

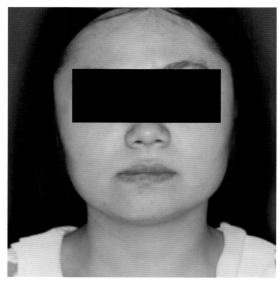

图18-2-1

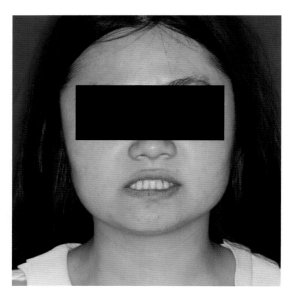

图18-2-2

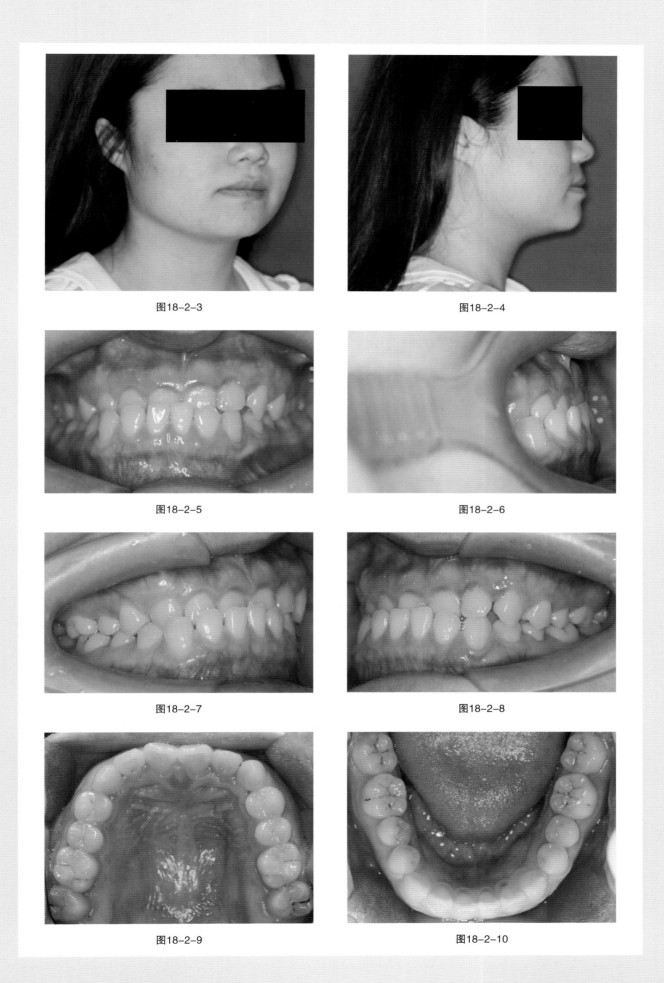

图18-2-3

图18-2-4

图18-2-5

图18-2-6

图18-2-7

图18-2-8

图18-2-9

图18-2-10

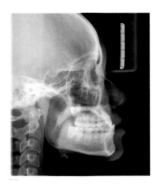

SNA: 83.5°
SNB: 88.2 °
ANB: −4.7°
U1−SN: 107.8°
L1−MP: 93.2°
U1−L1: 137.0°
SN−MP: 23.4°
MP−FH: 10.0 °
Y轴: 53.7°

图18-2-11

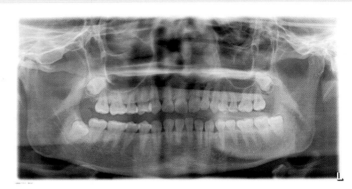

图18-2-12

侧位片头影测量数据分析：

SNA：83.5° ，SNB：88.2° ↑，ANB：−4.7 ° ↓，U1−L1：137.0° ↑，U1−SN：107.8° ，L1−MP：93.2° ，MP−SN：23.4 ° ↓，FH−MP：10.0° ↓，Y轴：53.7° ↓。

诊断：安氏Ⅲ类亚类，骨性Ⅲ类，低角，前牙反𬌗，中线不齐。

病例看图

病例图如图18-2-13～图18-2-21。

患者姓名	傅乐韵	医师	武广增
方案项目	唇侧排牙	托槽资料	5-5牙: Headway 3D Self-ligating MBT 6牙: Headway 2D First molar bondable 7牙：普特
医生要求			前期要带磨牙推进器

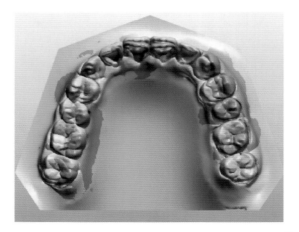
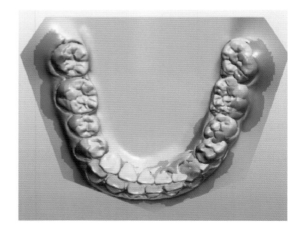

图18-2-13　排牙前后重叠比较图

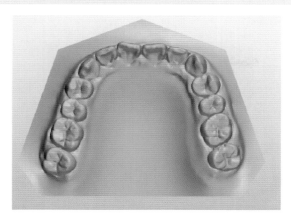
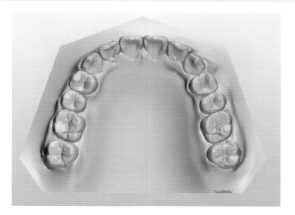

图18-2-14

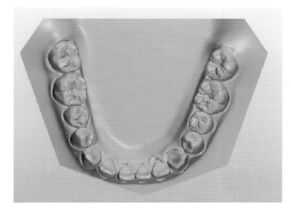
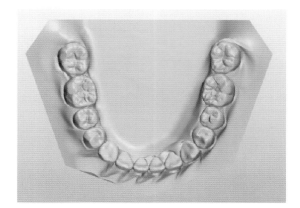

图18-2-15

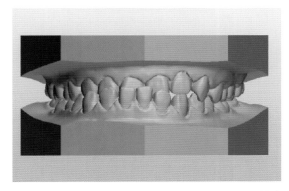
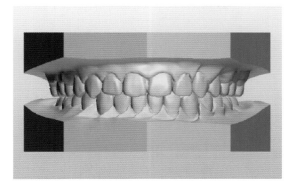

图18-2-16 原模（左）与排好牙（右）比较图

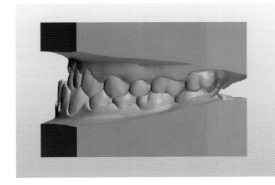
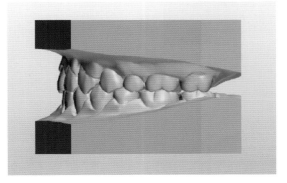

图18-2-17

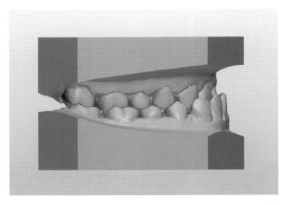 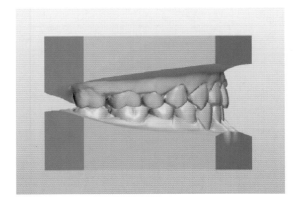

图18-2-18

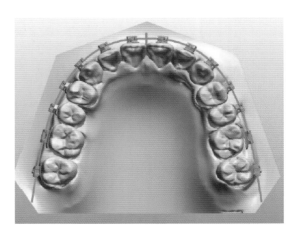 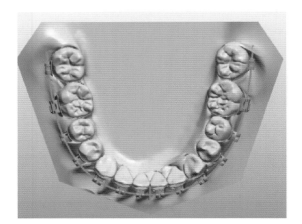

图18-2-19

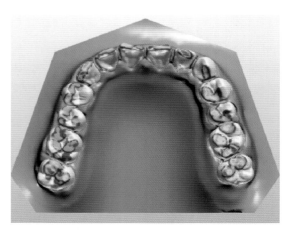 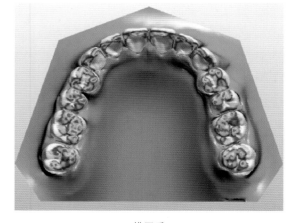

排牙前　　　　　　　　　　　　　　　　　排牙后

图18-2-20　色阶分布与咬合状况（上腭）

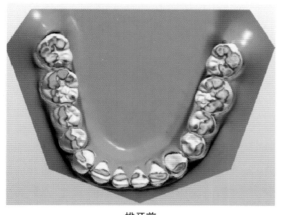

排牙前

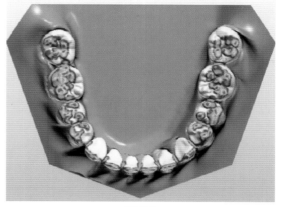

排牙后

图18-2-21　色阶分布与咬合状况（下腭）

【矫治阶段】

1. 初上矫治器（2016-08-06）

处理（图18-2-22～图18-2-27）：

（1）UR6至UL6、LR6至LL6采用金属自锁托槽e-zbond定位技术粘接。

（2）上、下颌0.014in镍钛圆丝入槽结扎，分别在上、下中切牙托槽之间弓丝上置于光固化树脂球定位。LR6至LR7、LL6至LL7殆面垫殆垫，解除前牙反殆锁结。

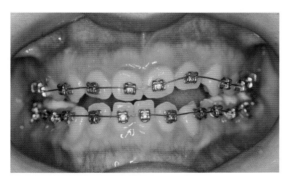

图18-2-22

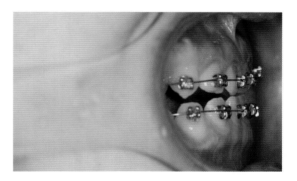

图18-2-23

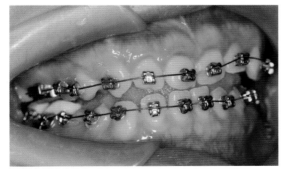

图18-2-24

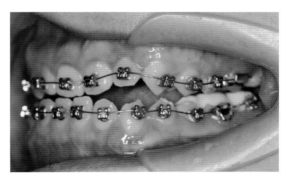

图18-2-25

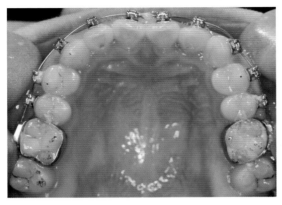

图18-2-26

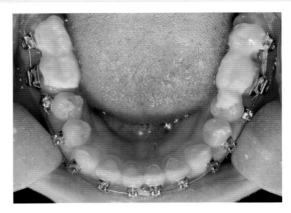

图18-2-27

2. 初上蛤蟆弓（2016-09-16）

患者面像如图18-2-28～图18-2-31。

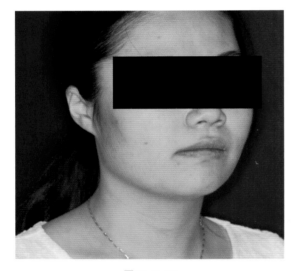

图18-2-28

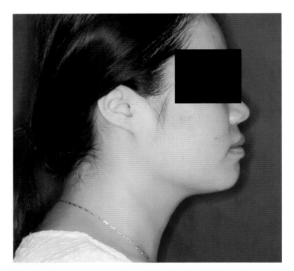

图18-2-29

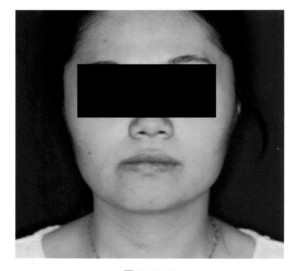

图18-2-30

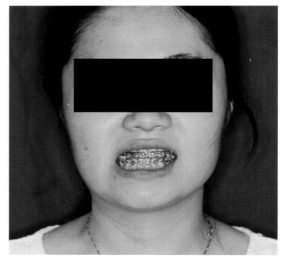

图18-2-31

检查：上下牙列基本排齐至对刃𬌗关系。

处理（图18-2-32～图18-2-37）：

（1）上颌更换0.016in澳丝平弓，0.018in澳丝弯制蛤蟆弓，正扎，蛤蟆脚紧抵UR6、UL6的颊面管的近中管口，蛤蟆嘴（前倾弯）应稍离开前牙唇面2～3mm，有利于唇展上前牙解除反𬌗。

（2）下颌保留原弓丝，未做处理。

（3）拟下次打磨降低𬌗垫高度。

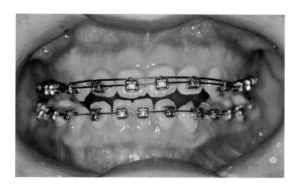

图18-2-32

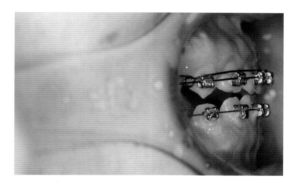

图18-2-33

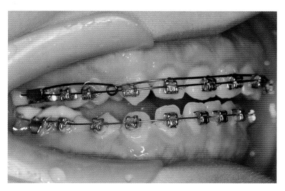

图18-2-34

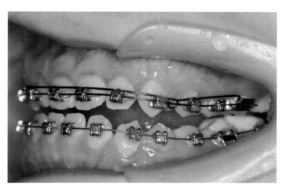

图18-2-35

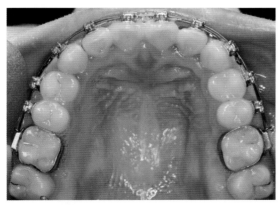

图18-2-36

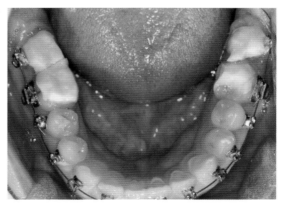

图18-2-37

3. 复诊处置（2016-10-18）

检查：前牙反𬌗已经解除，LR2、LR3之间存在1mm间隙，LR3、LR4之间存在2mm间隙，Spee氏曲线较为陡峭，中线右偏3mm。

处理（图18-2-38～图18-2-43）：

（1）上颌继续使用原弓丝及蛤蟆弓，唇展上前牙，磨除部分𬌗垫降低高度。

（2）下颌更换0.016in澳丝弯制摇椅曲，在正畸主弓丝LR6、LL6近中弯制外展弯。0.018in澳丝弯制蛤蟆弓，协同打开咬合。

（3）UR3/LR6、UL3/LL6挂1/4in橡皮圈实施Ⅱ类颌间弹力牵引。

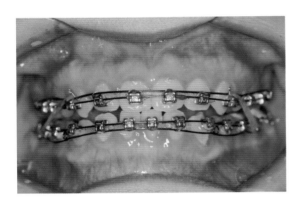

图18-2-38

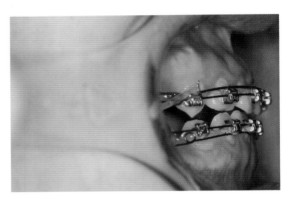

图18-2-39

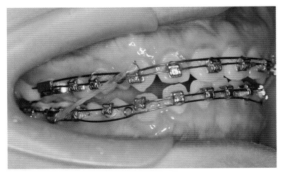

图18-2-40

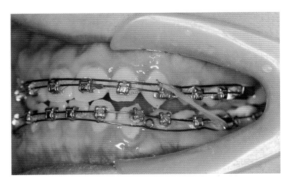

图18-2-41

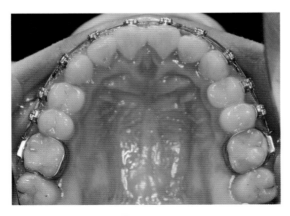

图18-2-42

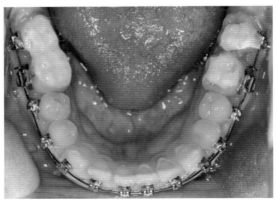

图18-2-43

4. 复诊处置（2016-11-13）

患者面像如图18-2-44~图18-2-47。

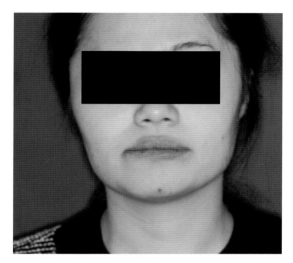

图18-2-44

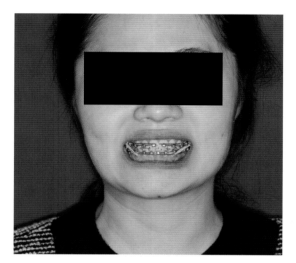

图18-2-45

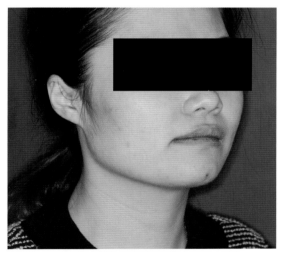

图18-2-46

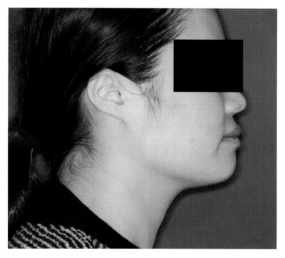

图18-2-47

检查：下颌中线右偏3mm，LR5扭转，LR5托槽脱落。

处理（图18-2-48~图18-2-53）：

（1）LR5托槽重新粘接，UR3、UL6、LR3制作结扎丝牵引钩。

（2）LR3至LR5颊侧挂橡皮链，LR5、LR6舌侧粘接舌侧扣，挂橡皮链牵引，采用力偶技术矫治LR5扭转。

（3）UR3与LR6、LR7挂1/4in橡皮圈实施Ⅱ类颌间牵引，UL6/LL3挂1/4in橡皮圈实施Ⅲ类颌间牵引，调整中线。

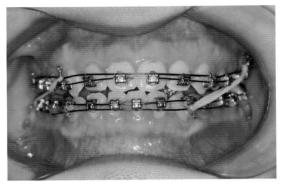

图18-2-48

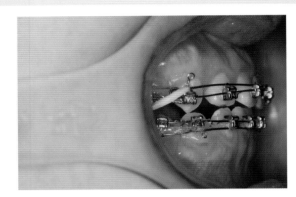

图18-2-49

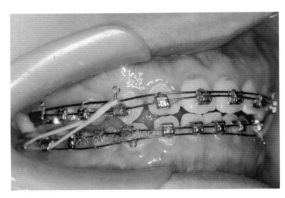

图18-2-50

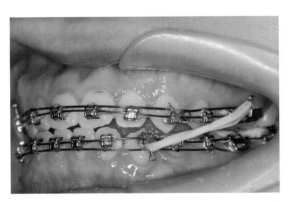

图18-2-51

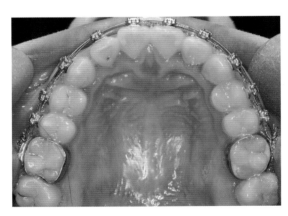

图18-2-52

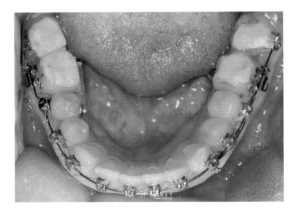

图18-2-53

5. 复诊处置（2016-12-24）

检查：LR7颊面管脱落（图18-2-54～图18-2-59）。

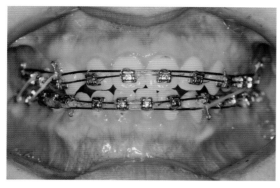

图18-2-54

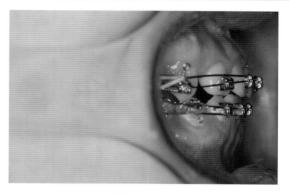

图18-2-55

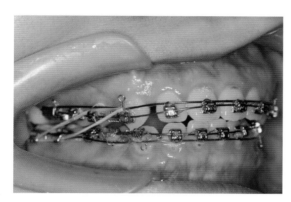

图18-2-56

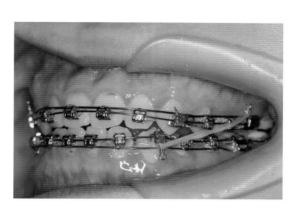

图18-2-57

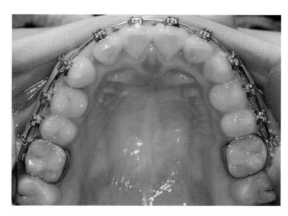

图18-2-58

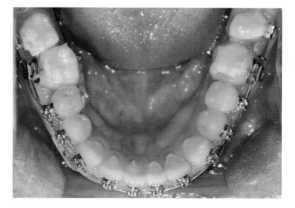

图18-2-59

处理（图18-2-60～图18-2-65）：

（1）拆除下颌蛤蟆弓，下颌原弓丝调整结扎，装配扁担弓（0.8mm不锈钢丝弯制）。

（2）LR5扭转已经纠正，LR5、LR6舌侧"∞"形结扎稳固疗效。

（3）UR3/LR6颊、舌侧同时挂1/4in橡皮圈实施Ⅱ类颌间牵引，UL6/LL3挂1/4in橡皮圈实施Ⅲ类颌间牵引。

（4）LR7颊面管暂时未粘接。

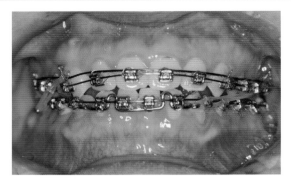

图18-2-60

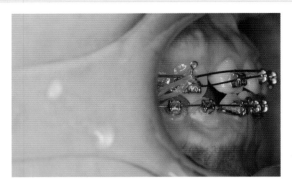

图18-2-61

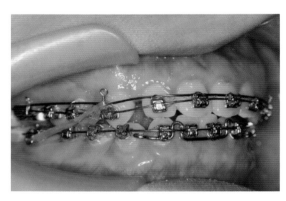

图18-2-62

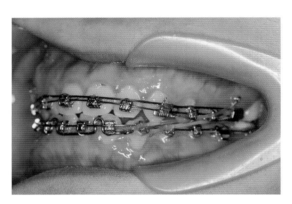

图18-2-63

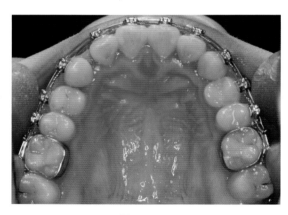

图18-2-64

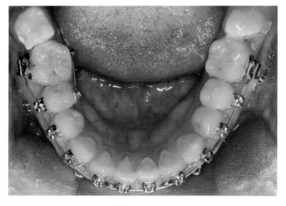

图18-2-65

6. 复诊处置（2017-01-14）

患者面像如图18-2-66～图18-2-69，检查牙𬌗像如图18-2-70～图18-2-75。

处理（图18-2-76～图18-2-81）：

（1）UR6、UL6拆除带环、粘接磨牙托槽，UR7、UL7粘接颊面管，UR3、LL3舌侧粘接舌侧扣。

（2）上颌更换0.016in镍钛圆丝，蛤蟆弓调整后重新结扎。

（3）UR2、UL4、LR4制作结扎丝牵引钩。

（4）UR2、UR3/LR6挂1/4in橡皮圈实施Ⅱ类颌间牵引，UR3舌侧/LR4至扁担弓挂钩实施三角形颌间交互牵引，UL4至UL7/LL3舌侧挂1/4in橡皮圈实施Ⅲ类颌间交互牵引。

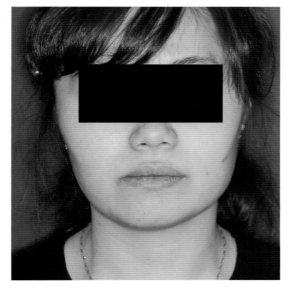

图18-2-66

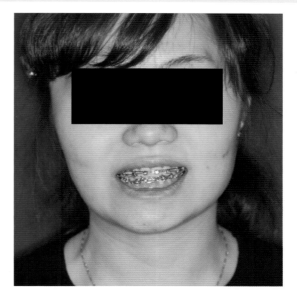

图18-2-67

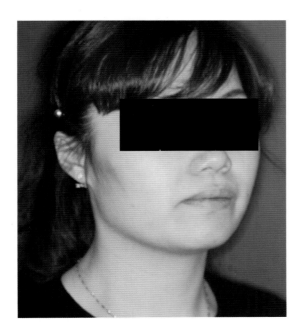

图18-2-68

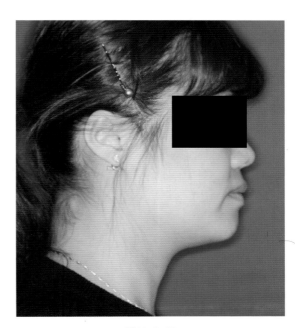

图18-2-69

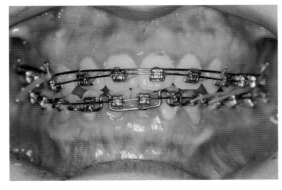

图18-2-70

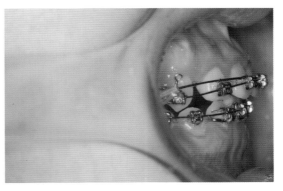

图18-2-71

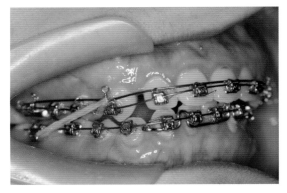

图18-2-72

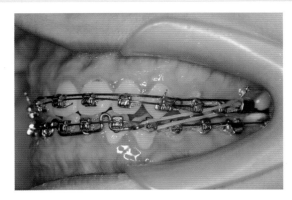

图18-2-73

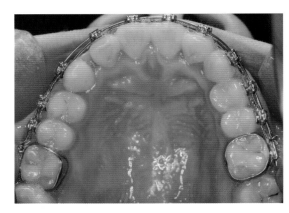

图18-2-74

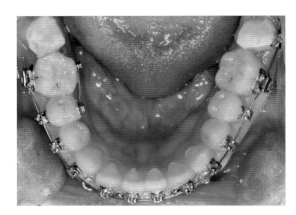

图18-2-75

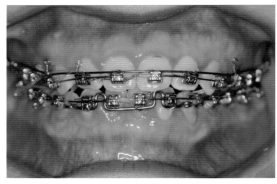

图18-2-76

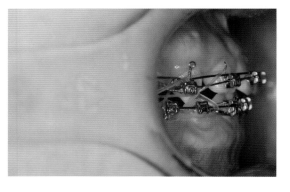

图18-2-77

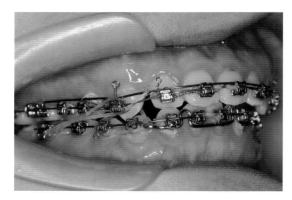

图18-2-78

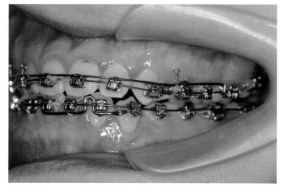

图18-2-79

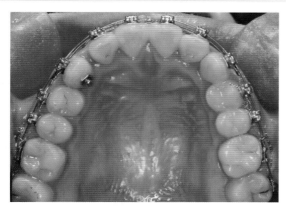

图18-2-80

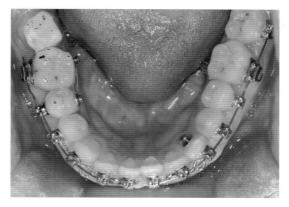

图18-2-81

7. 复诊处置（2017-02-18）

患者面像如图18-2-82~图18-2-85。

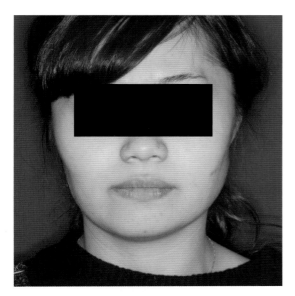

图18-2-82

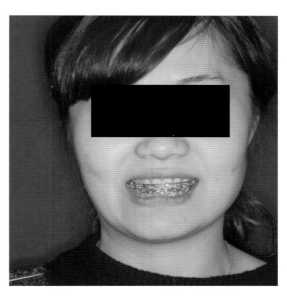

图18-2-83

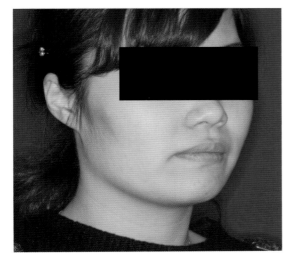

图18-2-84

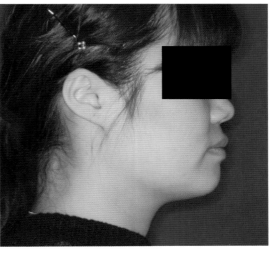

图18-2-85

检查：如图18-2-86～图18-2-91。

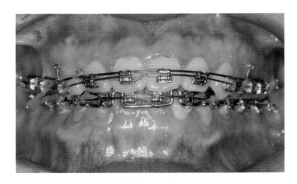

图18-2-86

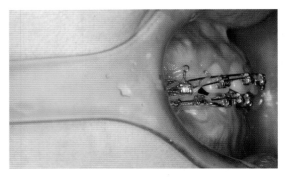

图18-2-87

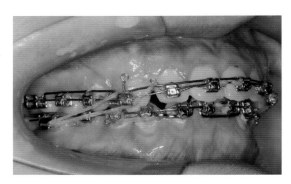

图18-2-88

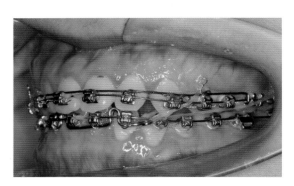

图18-2-89

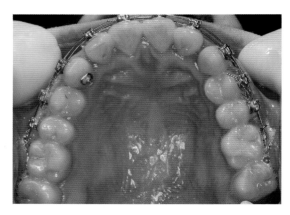

图18-2-90

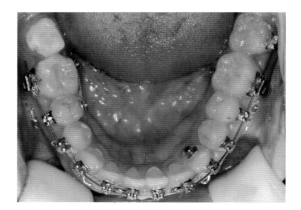

图18-2-91

处理（图18-2-92～图18-2-97）：

（1）上颌更换0.017in×0.025in镍钛方丝，上颌装配扁担弓（0.8mm不锈钢丝弯制）。

（2）下颌主弓丝更换0.018in澳丝，装配蛤蟆弓。

（3）右侧上颌扁担弓挂钩/LR6，挂2根1/4in橡皮圈实施Ⅱ类颌间牵引；左侧上颌扁担弓挂钩/LL6、LL7挂1根1/4in橡皮圈实施Ⅱ类颌间牵引。

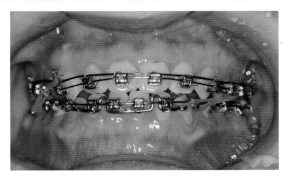

图18-2-92

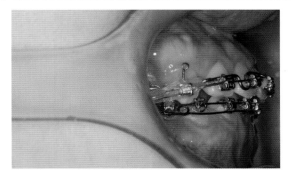

图18-2-93

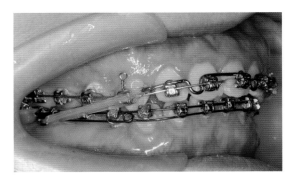

图18-2-94

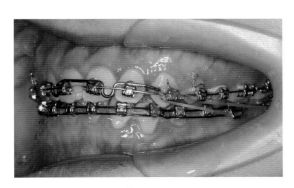

图18-2-95

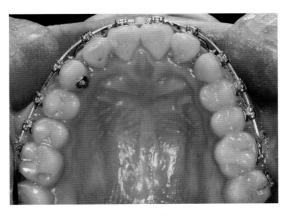

图18-2-96

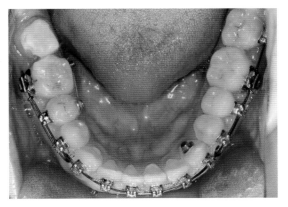

图18-2-97

8. 精细调整（2017-03-18）

检查：UL1、UL2之间存在1.5mm间隙，下中线右偏1mm，两侧尖牙中性关系（图18-2-98～图18-2-103）。

处理（图18-2-104～图18-2-109）：

（1）上颌0.017in×0.025in不锈钢方丝弯制T形曲，回抽加力。

（2）UR1至UL2"∞"形连续结扎。

（3）UL1、UL2挂橡皮链至UR2。

（4）下颌0.017in×0.025in不锈钢方丝弯制靴形曲，LR7𬌗垫磨除。

（5）右侧上颌T形曲/LR6挂1/4in橡皮圈实施Ⅱ类颌间牵引，UL7与下颌靴形曲挂1/4in橡皮圈实施颌间Ⅲ类牵引。

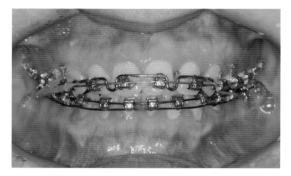

图18-2-98

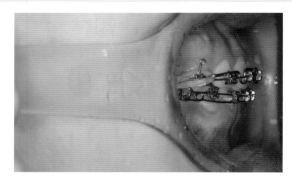

图18-2-99

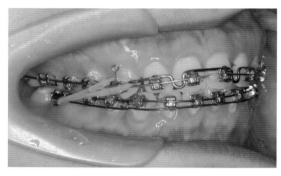

图18-2-100

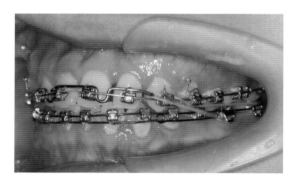

图18-2-101

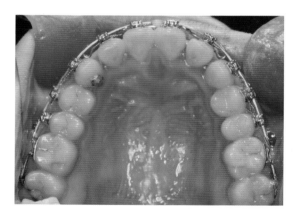

图18-2-102

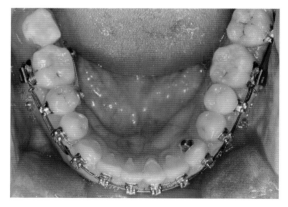

图18-2-103

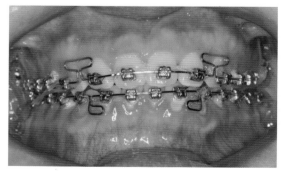

图18-2-104

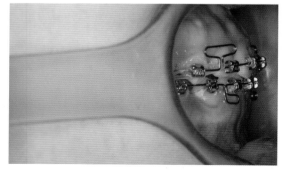

图18-2-105

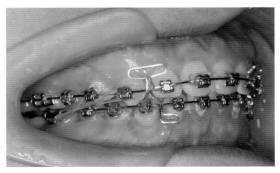

图18-2-106

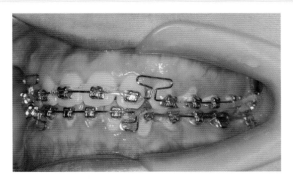

图18-2-107

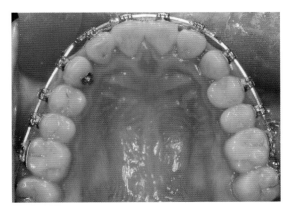

图18-2-108

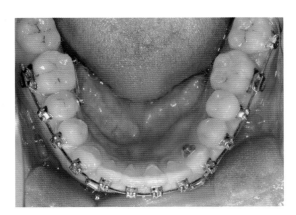

图18-2-109

9. 复诊处置（2017-04-23）

患者面像如图18-2-110~图18-2-113。

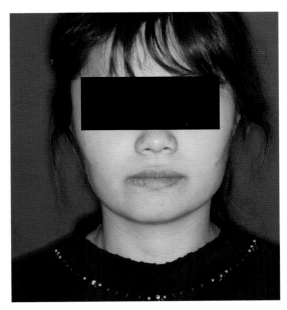

图18-2-110

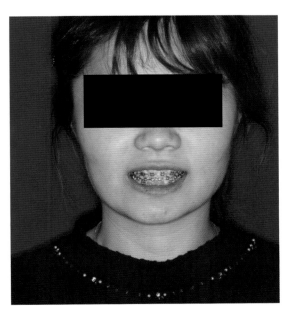

图18-2-111

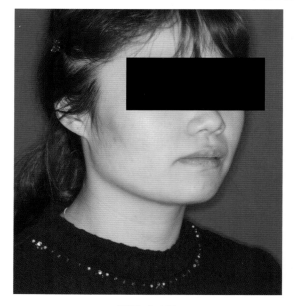
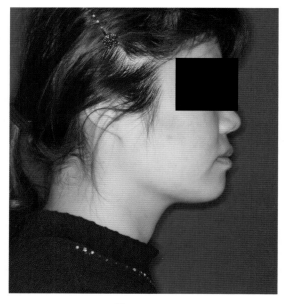

图18-2-112　　　　　　　　　　　　　　　　　　图18-2-113

　　检查：UR3、UR4之间约1mm间隙，LR3轻度舌倾，LR3至LR5、LL5与对颌牙无咬合接触，下中线右偏2.5mm，下颌存在散在间隙，UR3至UL3无间隙（图18-2-114～图18-2-119）。

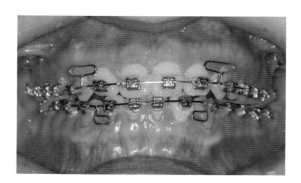
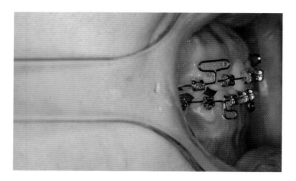

图18-2-114　　　　　　　　　　　　　　　　　　图18-2-115

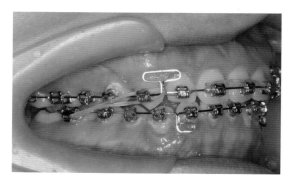
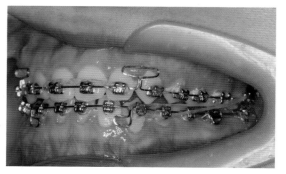

图18-2-116　　　　　　　　　　　　　　　　　　图18-2-117

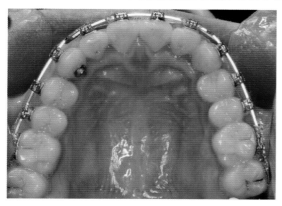
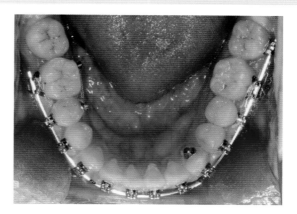

图18-2-118 图18-2-119

X线头影测量数据分析：

SNA：85.2°，SNB：84.4°↑，ANB：0.8°，U1-L1：131.5°，U1-SN：109.3°，L1-MP：92.8°，MP-SN：25.7°↓，FH-MP：14.8°↓，Y轴：57.5°↓（图18-2-126）。

处理（图18-2-120~图18-2-125）：

（1）UR3至UL3"∞"形连续结扎。

（2）UR1、UR2更换橡皮链至UR4。

（3）下颌0.018in澳丝弯制摇椅曲，装配蛤蟆弓。

（4）右侧UR4 T形曲/LR5、LR6挂1/4in橡皮圈实施Ⅱ类颌间牵引，左侧UL4至UL6/LL3至LL5挂1/4in橡皮圈实施Ⅲ类颌间牵引。

口腔全景X线片如图18-2-127。

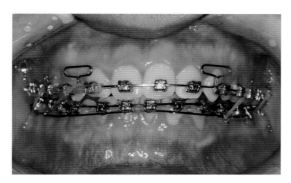
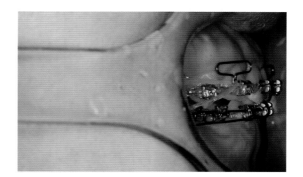

图18-2-120 图18-2-121

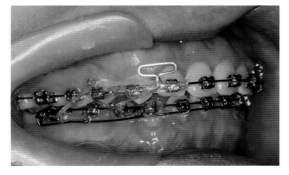
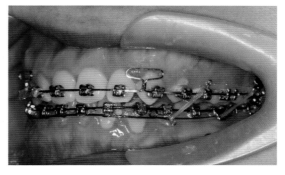

图18-2-122 图18-2-123

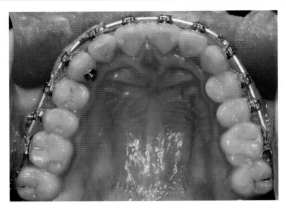

图18-2-124

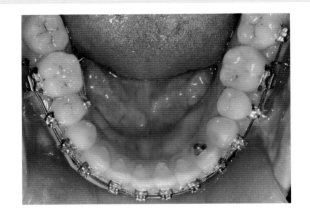

图18-2-125

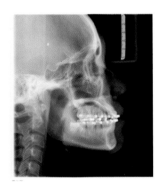

SNA: 85.2°
SNB: 84.4°
ANB: 0.8°
U1-SN: 109.3°
L1-MP: 92.8°
U1-L1: 131.5°
MP-SN: 25.7°
FH-MP: 14.8°
Y轴: 57.5°

图18-2-126

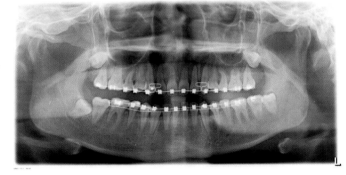

图18-2-127

10. 复诊处置（2017-05-22）

检查：UR4、UR5之间存在1mm间隙，下中线右偏0.5mm，UL3至UL7无间隙（图18-2-128~图18-2-133）。

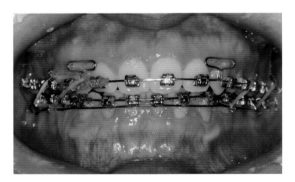

图18-2-128

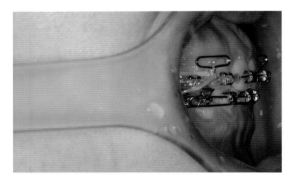

图18-2-129

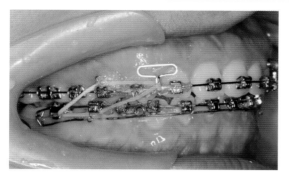

图18-2-130

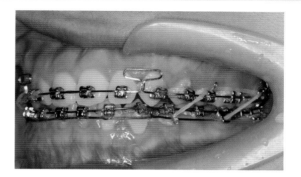

图18-2-131

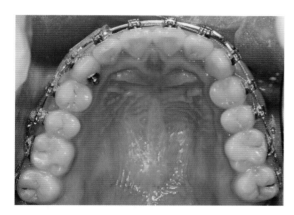

图18-2-132

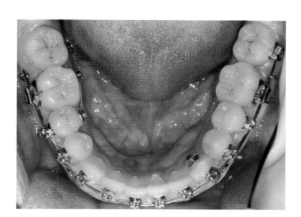

图18-2-133

处理（图18-2-134～图18-2-139）：

（1）UR3至UL7"∞"形连续结扎。

（2）UR5、UR6间更换橡皮链穿针引线至T形曲，T形曲回抽加力。

（3）下颌更换0.016in镍钛圆丝，LR3至LL3装配扁担弓，LR7粘接颊面管。

（4）右上颌T形曲至UR4下颌扁担弓至LR6挂1/4in橡皮圈实施四边形Ⅱ类颌间牵引，UL5至UL7下颌扁担弓至LL5挂1/4in橡皮圈实施四边形Ⅲ类颌间牵引。

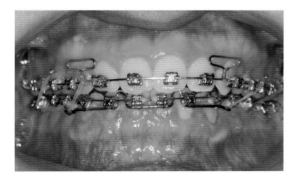

图18-2-134

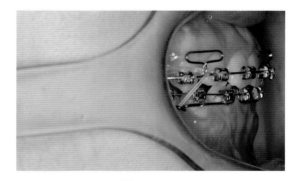

图18-2-135

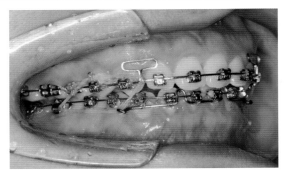

图18-2-136

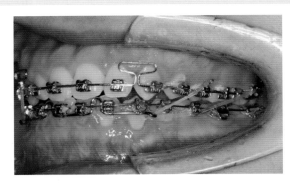

图18-2-137

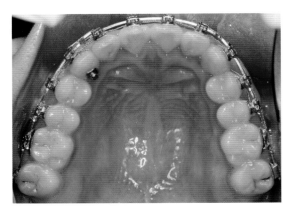

图18-2-138

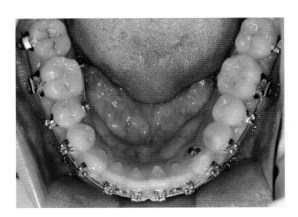

图18-2-139

临床矫治体会

　　该案例是一个成人骨性反𬌗的患者，采用了正畸掩饰性治疗。该案例没有使用种植钉，也没有采用颧突钉磨牙推进器推前矫治骨性反𬌗技术，而是采用了蛤蟆弓与e-zbond数字正畸技术（e-zbond数字正畸技术是指通过托槽底板的再加工，制作出符合患者牙面的个性化底板，体现数字化排牙后医生所需要的转矩，透过牙根长轴诊断与牙骨间的相互关系，以达到排牙定位更高阶的矫正要求）相结合，利用e-zbond个性化的精确定位，垫开咬合，加入蛤蟆弓的唇展作用，辅以Ⅲ类颌间牵引，快速解除反𬌗。

　　正畸的掩饰性治疗是利用牙齿的代偿掩饰骨骼的畸形，在反𬌗的矫治过程中，代偿有一个限度，切勿超越生理极限，要控制好上前牙的唇倾度及下前牙的舌倾度，尤其是下前牙尽量做到整体移动，避免过度舌倾或牙根骨开窗。使用T形曲或靴形曲能够较好地控制前牙的转矩，同时进行颌间牵引时力量更为柔和。

　　蛤蟆弓在实施唇展作用时，蛤蟆脚（挂钩）要紧抵磨牙颊面管的近中，前段弓形弧度要稍大于牙弓长度，方能实施上牙弓所需要的唇展效果。

改良蛤蟆弓Typodont模拟深覆𬌗矫治实验

一、Typodont模拟患者深覆𬌗牙列状况

注明：Typodont模拟患者深覆𬌗牙列（使用武氏直丝弓专利托槽），从下图中我们可以观察到该患者上颌中切牙已经咬到下颌托槽的1/2位置（图19-1~图19-4）。

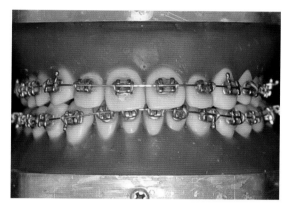

图19-1

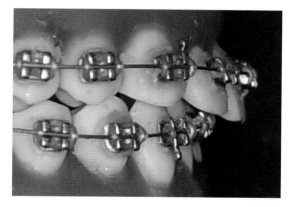

图19-2

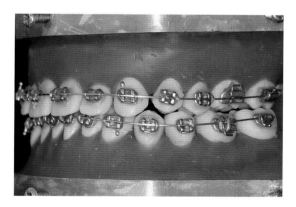

图19-3

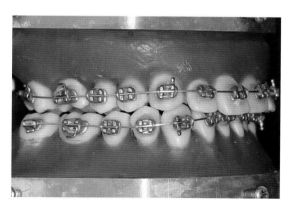

图19-4

二、下颌牙列装配正畸辅弓——改良蛤蟆弓

Typodont模拟患者深覆𬌗，患者下颌牙列已经装配了正畸辅弓改良蛤蟆弓，其弓丝末端插入武氏磨牙托槽龈端颊面管固位，蛤蟆眼置入尖牙托槽远中的正畸主弓丝内侧（图19-5～图19-8）。

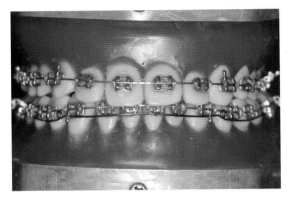

图19-5

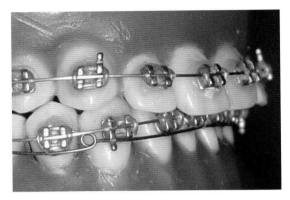

图19-6

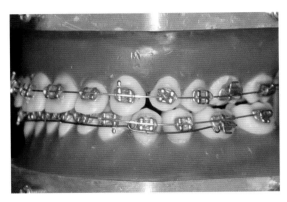

图19-7

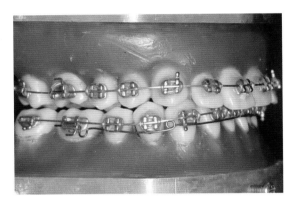

图19-8

三、打开咬合牙列状况

注：Typodont模拟患者深覆𬌗牙列放入温控箱，水浴加热后，下前牙压低，后牙段相对升高，前牙咬合打开，前牙深覆𬌗获得矫治（图19-9～图19-12）。

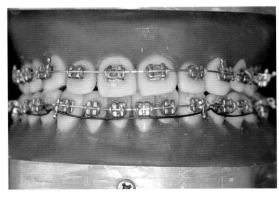

图19-9

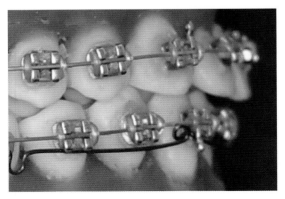

图19-10

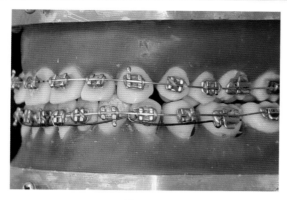

图19-11

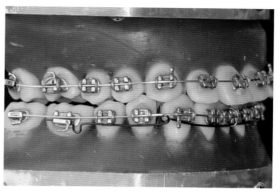

图19-12

参考文献

［1］武广增，沈真祥. 实用口腔正畸矫治方法与技巧［M］. 北京：清华大学出版社，2004.

［2］武广增. 实用正畸临床应用技术图谱［M］. 北京：清华大学出版社，2006.

［3］FV Tenti. 口腔正畸矫治器图谱——结构原理应用（修改版）［M］. 姚森译. 西安：世界图书出版社，1995.

［4］罗颂椒. 当代实用口腔正畸技术与理论［M］. 北京：北京医科大学中国协和医科大学联合出版社，1996.

［5］武广增. 实用正畸弓丝弯制技术图谱［M］. 沈阳：辽宁科学技术出版社，2013.

［6］武广增. 实用口腔正畸临床技术图谱［M］. 沈阳：辽宁科学技术出版社，2015.

［7］武广增. 蛤蟆弓应用技术［M］. 沈阳：辽宁科学技术出版社，2016.